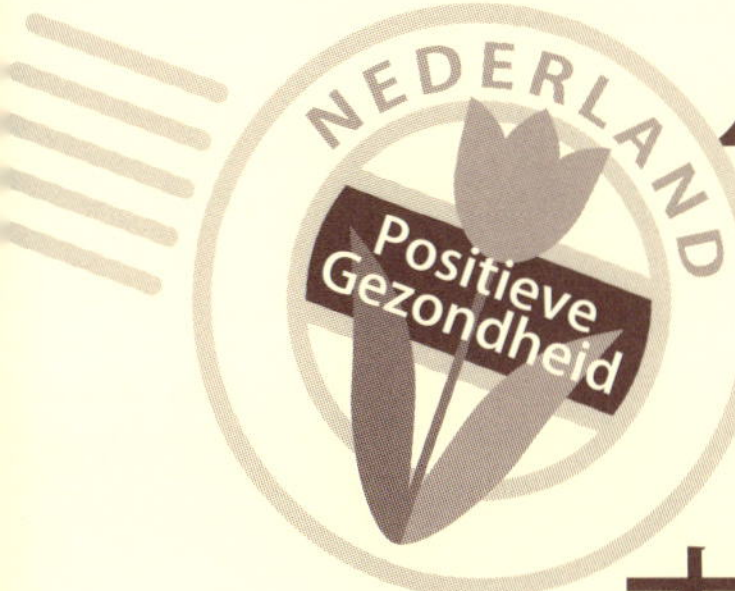

オランダ発 ポジティヴヘルス

地域包括ケアの未来を拓く

Jeanette A.Taudin Chabot
シャボットあかね

日本評論社

オランダ発ポジティヴヘルス　目次

はじめに——つれあいのボヤキ

「複数の慢性病をもつ高齢者か。考えてみれば、ぼくもそのうちのひとりなんだよなー」ため息をつきながら、けれどなんとなく納得できないような口調でつれあいはもらした。

高齢化にともない、慢性疾患患者が増えたというだけではなく、過半数がひとつ以上の慢性疾患をもつ人たちだ、というような内容の新聞記事の読後感だ。

たしかに、私と一緒にオランダに暮らすオランダ人のつれあいは、複数の慢性病を抱えた七〇歳のマルチモビディティ人間（複数疾患もち）。六年前には鞍状肺塞栓《あんじょうはいそくせん》になって、私の目の前で死にそうになったし、前立腺の問題で入院したこともある。

前立腺は数ヵ月に数度の割合で「痛いんだ」と言うことがあるけれど、今のところ新たな手術までには至っていない。肺塞栓のほうは、当初二週間に一度病院で血液検査をしてもらって、毎日違う量の薬を服用していたのが、そのうち自分自身で血液検査をしてインターネットで報告するようになり、今は検査なし、毎朝小さなピルひと粒を口にすればよいだけになっている。

愛犬ココのご機嫌をとるために毎日最低一時間は散歩するし、食欲だって十分だ。だから「患者」とか「慢性疾患」とか「高齢者」というような言葉がドッと押し寄せてきても、つれあいには、それが自分を指す表現という実感がないのは明らかだった。

もうじき七〇歳になる私は、一〇年前と比べるとトイレの頻度が増え、重い荷物を持つのがいやになったし、おならと痰が常連になったのには閉口している。ああそれに、いびき。

列車のなかでウトウトしてしまって、ハッと自分自身のいびきで目を覚ましたら、四人がけの向かい側に座っていた学生が、あきれた表情で私の顔をじっと見つめていた。

わかる、わかる、彼の気持ち。私も少女時代は、「不眠症」が口癖の母が、一定のリズムでいびきをかいては、ハッと目を覚ましそうになるけれど眠りに戻るパターンを、もう一サイクル、もう一サイクルと好奇心から見守ったものだった。

でも、仕事の量は減ったとはいえ私はまだ現役の通訳だし、先週も二〇人のお客さまのためのディナーを作り、ホステス役を務め、後片づけをし、翌朝は仕事に出かけた。

要するに私たち夫婦は、「健康でない高齢者」という世間さまの宣告に戸惑っているのだ。

私が日本の幼稚園児・小学校低学年だった時代は、喉が痛むと、柿の木坂に並行している呑川に面した個人医院のお医者に、黒ずんだオレンジ色の薬を先に塗った棒を喉に突っ込まれた。一瞬吐きそうになって目を白黒させた私の喉には異質な味が残った。だけど、三角の白布を頭にして白い上っ張り姿の、給食調理員だか看護師だかわからないおばさんに「お大事に」と言われて外に出れば、あとは「お喉直しに」柿の木坂のてっぺんにあるお蕎麦屋さんで、導入されたばかりの機械からマジックのように現れるソフトアイスのご褒美が待っていた。

もっと深刻な、熱が出て数日間学校を休むような病気にでもなれば、お隣のおばちゃまが、講談社の「少年少女世界文学全集」の一冊をお見舞いにくださった。当時にしてはクリスマスプレゼントより高価なくらいの破格のプレゼントだったから、病気になるのは決していやでなかった。病気になるごとにいただいたこの全集の本を一年中代わるがわる読んだおかげで、私は文学少女になったようなものだった。

棒の薬とソフトアイス、熱と世界文学全集が、患者であるとき。病気のときと健康なときというのは、私の子ども時代には明確に分かれていた。だけど今の私たちの周囲を見回せば、まったく「問題」がない人なんていない。ということは、健康な人はいない、健康であるモーメントがなくなったということなのだろうか？

健康がノーマルで、そうでなければアブノーマルな状態というのが普通のとらえ方だろうけれど、健康が「褻（ケ）」、ソフトアイスと世界文学全集を獲得できる病気が「晴れ（ハレ）」というのが昔の私の感覚だった。食べ物、衣類、家の備品などから消えていった、かつては存在した私たちの生活におけるハレとケのけじめが、今日、身体の状態に関してもなくなってしまったようだ。

「複数慢性疾患もち」というレッテルを貼られてしまった私たち。残りの人生、このレッテルがついてまわるのだ。感染病にかかればあっけなく死ぬという時代はとっくに去り、近いうち先進国の人口の大半がマルチ慢性疾患患者というカテゴリーに収まってしまう。つまりノーマルな人間、健康な人間なんていなくなってしまうのだ。

これって、何かおかしいのじゃないのかな。

一九四八年に世界保健機関（WHO）が定義した「健康」とは、「単に疾患がないとか虚弱でない状態ではなく、身体的・精神的・社会的に完全に良好であること」。

うっとりするけれど、いったいこの条件を満たしている人がこの世にいるのだろうか、と思ってしまうのは私だけではないだろう。

審議にさえも至らなかったけれど、一九九九年のWHO総会で提案された新たな定義は、「健康とは、身体的・精神的・霊的・社会的に完全に良好な動的状態であり、単に病気あるいは虚弱でないことではない」。

「霊的（spiritual）」が加わったことを歓迎する人たちは多いということだし、「動的」、つまり常に変わり続けるというところが現実的に思えるけれど、健康がさらに〝仰げば尊し〟になってしまうような気がしないわけでもない。

だから、「健康」という概念にはモヤモヤとした違和感をもつようになっていた。「マルチ慢性疾患患者」、「虚弱高齢者」。ヘルスケアを受ける人たちのことを「利用者」、オランダ語だと以前は「消費者」、今は「クライアント」。こういった類の言い回しは、よく意味がわからないか、いい気持ちがしないかのどっちかだった。

「いくらオランダの患者には自分の医療記録を読む権利があるといっても、読んでも、何がなんだかぼくにはぜんぜんわからないよ」とつれあいが私に告げたことがあった。一応は高学歴者でネイティヴの彼が読んでもわからないというのなら、患者に医療歴へのアクセス権があっても意味がない。もっともこれはヘルスケア分野だけではなく、税務署の書類、裁判所の記録なども同じことだけれど。

このようなもろもろのしっくりしないことがあったとしても、別にスッキリさせなければいけない強いニーズがあったわけではなかった。だから私は、大人になってからの半世紀そうしてきたように、適当に周囲に文句をまき散らしてから、心のなかのモヤモヤを無視してきたのだった。

1章　こんにちは、ポジティヴヘルス

衝撃対面

数年前に『安楽死を選ぶ――オランダ・「よき死」の探検家たち』（日本評論社）を出版してから、本職の通訳・コーディネートでヘルスケア関係の仕事が増えた。

新しいアポ先のリサーチをするのと同時に、本の改訂版のための調査も始めた。このふたつの過程でリンクのリンクをしていると、オランダ語で「ポジティヴヘルス」という意味の“positieve gezondheid”という言葉に突き当たった。

何となく気になってさらに深入りしていくと、私が住むこのオランダでは、いつの間にか政策・ヘルスケア・教育・地方自治・金融に関して、「ポジティヴヘルス」という表現か、それに関連する「ポジティヴ」という形容詞がユビキタス的に使われていることを発見した。

ふと振り向くと誰もが「ポジティヴ（ヘルス）」の灯をかかげていて、おびただしい数の灯のど真ん中に突っ立って呆然としている私、という感じだった。三年あまり、オランダの地域包括ケア制度についてけっこう勉強してきたつもりだったのに、私の目はいったいどこを見ていたのだろう。個々の木ばかり追って、森を見失っていたのだ。

二〇一一年にオランダでポジティヴヘルスの概念を成立させて指導者的存在になった、元家庭医のマフトルド・ヒューバー（Machteld Huber）は、なんとわが家から徒歩五分の、アーモスフォート駅に隣接した建物にオフィスをおいていると知ると、離してくれないテーマが私にふりかかってきた予感がした。

ヒューバーの主張

これは「健康」の新たな定義ではない、これはコンセプトだとヒューバーが強調する定式は、「社会的・身体的・感情的問題に直面したときに適応し、みずから管理する能力としての健康（Health as the ability to adapt and to self-manage, in the face of social, physical and emotional challenges/Gezondheid is het vermogen van mensen zich aan te passen en eigen regie te voeren, in het licht van fysieke, emotionele en sociale uitdagingen van het leven）」。

彼女のポジティヴヘルスについての初めての文献は二〇一一年のＢＭＪ（British Medical Journal：イギリス医師会雑誌）で英語だけれど、ここではまだ健康の「定義」として紹介されている。のちにヒューバーは、今書いたように「この定式は定義ではなく、コンセプト（概念）あるいは概念的枠組み」と主張するようになる。それは、静岡大学教授で生命倫理などが専門の松田純によると、定義は「取り上げる対象を確定し、対象を固定化するとともに、それ以外の対象を無視し、重要な現象に目を閉ざさせることで、さまざまな弊害をもたらすからだ」。

英語定式で使われている"self-manage"を、ヒューバーは母国語のオランダ語では常に"eigen regie"としている。日本語の直訳は「自己指揮」で、ニュアンスとしては「自己管理」以上。こと自分自身の健康に関しては、それこそオーケストラの指揮者のように、家族や専門職にも自分が決める方向に向いてもらおうという、周囲も巻き込みながらの自己決定的な意味あいが強い。

ヒューバーの定式を日本語に置き換える際、私としては"manage"を直訳で「指揮」としておきたい気持ちが強かった。"challenge"は、「困難」とか「問題」としているのも見かけたけれど、ポジティヴ精神で「チャレンジ」のままにしておきたかった。

けれど日本人の頭にすっきりと入ってもらうためには、やはり「社会的・身体的・感情的問題に直面したときに適応し、みずから管理する能力としての健康」がいいと思う。これは松田による訳の最後に、英語・オランダ語とマッチするように「としての健康」を足したものだ。

疾病がない状態を健康とする定義と区別するために、ヒューバーはこのコンセプトを発展させ、「ポジティヴ」を加えて、「ポジティヴヘルス」とネーミングした。

「自己指揮」という直訳はここではあきらめた（コンセプト以外の箇所ではeigen regieを原則的に「自己（本人）主導」あるいは「自己指揮」と訳すことにした）けれど、これがオランダではヘルスケアのみならず、社会全体を貫くようになった概念であることは念頭においてほしい。

キュアだけに焦点を当てる医療テクノロジー志向ではない、「支える医療」とか「寄り添う医療」という側面もポジティヴヘルスにはあるけれど、それはどちらかというとケアラーからの見方。ポジティヴヘルスとは、本人の観点からの健康であり、本人が指揮権をもち、本人が主導するという、本人が自分自身の状態を認識することによって始まるものなのだ。

そうかといってアメリカ流のハードな、他者への依存を完全に拒否するような「自己決定権」でもない。オランダ風の、まわりの人たちとの対話をともない、関係者も本人の真意を理解したうえでそれを支援するという、運命共同体としてのニュアンスがあるのだ。

ヒューバーは、WHOによる「単に疾患がないとか虚弱でない状態ではなく、身体的、精神的、社会的にも完全に良好であること」という健康の定義は、「完全」が強調されているばかりに、意図されていなかったとしても、社会の医療化を増長させたという見解だ。

次々に世に出てくる検査技術は、すぐには疾患につながらないようなごく軽い症状についても「異常」という判断をするし、以前は問題とされなかった症状に対しても製薬会社は薬剤を開発し、医師はそれを処方する。メリットを得る可能性のある者はまれであっても、大きな集団に対してスクリーニング検査や高価な医療を受ける資格を与え、その結果、医療への依存度と医療リスクを高めることにつながっている。医療的介入の閾値が、昔と比べるとずっと低くなってしまったのだ。

これからは、このような現代社会の医療化とは逆の方向、すなわち「医療の社会化」が必要だ、というのがヒューバーの主張だ。

「ポジティヴ」の広がり

健康の定義とかコンセプトは、何もWHOが独占していたわけではない。身体的側面より心理的側面を重視した健康観、全人的な定義はほかにもあるし、健康を主観的、あるいは動的なものとしてとらえているものもある。生活モデル型、「首尾一貫感覚（SOC：sense of coherence）」というのもある。健康と「ポジティヴ」を結びつける考えも、ヒューバー以前の文献にも出てくるし、国連専門機関でも使っていたことがあった。

最近日本でも、ペンシルヴェニア大学のマーティン・セリグマン教授の流れをくむ心理学を中心とした日本ポジティブサイコロジー医学会、日本ポジティブヘルス研究会、日本ポジティブ教育協会が活動を始め、「ポジティブ」の勢揃いだ。

つまり、共感を呼んだ健康の概念・健康観は今までもあった。プラス志向の「ポジティブ」を冠されることもあった。ヒューバーの考え方は、日本でいえば上田敏の、人間らしく生きる権利の回復に向かう目標志向的リハビリテーションの思想に近いところもある。けれどこれらの定義や思想は、主唱する人々の社会に幅広く根づくことはなかったと思う。

おそらく日本で通常連想される「ポジティブヘルス」とちょっとでも区別するために、ヒューバーがもたらしたコンセプトをこの本では「ポジティヴヘルス」と記すことにする。

オランダ人なら誰でもポジティヴヘルスを知っている、というところまではいっていないけれど、今日オランダのヘルスケア・福祉関係者なら、少なくともポジティヴヘルスという表現なら聞いたことがあるし、「マフトルド・ヒューバー、すばらしい！」という人たちは多い。それに、彼女が打ち出したオランダ発ポジティヴヘルスは、ヘルスケア以外の分野にもどんどん浸透している。

なぜ今オランダは「ポジティヴ」に燃えているのだろう。なぜポジティヴヘルスだと、「それじゃあ、とにかくちょっとやってみようじゃないか」という気持ちにさせるのだろう。目新しい健康の定義という受けとめられ方を明らかに超え、方法論であり、力強い運動になりつつあるのが、この国のポジティヴヘルスなのだ。

ヒューバーの歩み

オランダ生まれのマフトルド・ヒューバー（一九五一―）は、熱帯で医者になるつもりでオランダのユトレヒト大学で熱帯医学を学び、さらに哲学も学んだ。その後専門を変え、資格を得て家庭医として働きだしたが、深刻な病気が繰り返し彼女を襲った。

どのように自分が自身の病気に対応するかによって、ポジティヴにもネガティヴにも快復に影響を与えうることを経験したヒューバーは、病気になるたびにそのことを確認した。

自分自身にポジティヴな影響を与えた取り組み方は、非常に困難な立場にいる人たちにも適用できると信じた彼女は、自身が病気から立ち直ってからかかわるようになった、薬物中毒者の診療でもそれを用いた。一方、実際に使える新しい健康の概念を確立させるには、きちんとした裏づけがなくてはならないという結論に達した彼女は、研究者になり、自然食品の効果にまで守備範囲を広げて、健康の概念を追求した。

二〇〇九年には、新たな健康の定義について討論する「健康は状態なのだろうか、能力なのだろうか―健康の動的コンセプト」という国際学会をオランダ・ハーグで企画・開催した。その結果が、二〇一一年にBMJに掲載されたのだ。

さらに研究を続けたヒューバーは、二〇一四年、「健康の新しい動的コンセプトに向けて―その操作化および公衆衛生とヘルスケアにおける使用、食品の健康効果評価（Towards a new, dynamic concept of Health: Its operationalisation and use in public health and healthcare, and in evaluating health effects of food)」という論文で博士号を取得した。

新しい健康のコンセプトがBMJで発表されてから、ヒューバーはZonMW（Nederlandse organisatie voor gezondheidsonderzoek en zorginnovatie：オランダヘルス研究・ケアイノヴェーション機構）の依頼でフォローアップ研究を開始した。彼女が生んだ概念の実際の適用性を、量的（調査対象者五五六名）・質的（同一四〇名）調査を通じて確認することになったのだ。この調査の結果として、二〇一六年にやはりBMJで発表された「健康の新しい動的コンセプトの『患者志向』の操作化に向けて―混合研究法（Towards a 'patient-centered' operationalisation of the new dynamic concept of health: a mixed methods study)」が、ポジティヴヘルスの骨格になった。

二〇一五年にはそれまで勤務していたルイ・ボルク研究所を退き、iPH（Institute for Positive

Health）という財団（非営利団体）を立ち上げた。

元スピードスケート世界チャンピオンのカール・フェルヘイエン（Carl Verheijen）も、二〇一七年からiPHの共同ディレクターになった。医学も学んだ彼は、わが町に隣接しているナイケルク市の健康センター二ヵ所のディレクターであった六年間に、数々のイノヴェーションをもたらした経歴をもっている。

ヒューバーは、多数の講演やメディアの取材をこなしながら、定期的に二日半の研修を行い、多数の分野にわたる、ポジティヴヘルスのコンセプトに基づくイノヴェーションの後押しをしている。さらには、健康・福祉・スポーツ省に関連するオランダケア機構ZiNL（Zorginstituut Nederland：ヘルスケアの質の増進と健康保険の基礎パッケージの補償範囲に関する諮問機関）の諮問委員会「ケア専門職と教育におけるイノヴェーション委員会」の一員として、政策に直接影響を与える立場となった。

ポジティヴヘルスの六次元

「社会的・身体的・感情的問題に直面したときに適応し、みずから管理する能力としての健康」というこのコンセプトによると、健康とは、チャレンジに対応することを学ぶプロセスだ。これを出発点として、ヒューバーは、すべて同等に重要とみなす六つの次元によって構成されるのが「ポジティヴヘルス」だと説く。六つの次元とはすなわち「身体的機能」「メンタルウェルビーイング」「生きがい」「生活の質」「社会参加」「日常機能」だ。

当初はこの六次元のもとに、計三三の指標がくるとされていた。これは、後述する七タイプのヘルスケアのステークホルダー一九三八名が挙げた五五六の健康の指標を、独立した立場の研究者二名とともに分類して三三にしぼったものだ。それを市民との「対話のツール」としてもっとふさわしいものとするために、二〇一六年に分け方を多少変え、言葉遣いを簡素化して表1－1に示した四四の指標とした。ポジティヴヘルスは、これらの指標との関係、つまりコンテクストなしには考えられない。

三つ目の次元「生きがい」は、英語で「スピリチュアル」、その後「ミーニングフルネス」という言葉が使われていたけれど、ヒューバー自身が私に「日本語ではイキガイという言葉よ」と注意してくれたので「生きがい」にした。最近は欧米でも「イキガイ」はもてはやされる概念になったようだ。

ヘルスケアのステークホルダー

ヒューバーが対象にしたヘルスケアのステークホルダーは次の七種だ。

①患者（五七五名）
②ヘルスケア提供者（六四三名）
③政策策定者（八〇名）

表1-1　ポジティヴヘルス44の指標

身体的機能	**生活の質**
健康感	楽しめる
体調	幸福感
症状と痛み	のびのびできる
睡眠	バランス感
食事	安心感
耐久力	住居
運動	生活を賄える経済力
メンタルウェルビーイング	**社会参加**
記憶力	社会的な接触
集中力	真剣にとらえてもらえる
コミュニケーション力	一緒に楽しいことができる
幸福感	支援を得られる
自己受容	帰属感
変化に対する適応	意味のある活動
状況を管理している感覚	社会に対する関心
生きがい	**日常機能**
意味のある生活	自分の面倒をみられる
生きる意欲	自分の限界を知る
理想達成意欲	健康についての知識
信頼することができる	時間管理
受容力	金銭管理
感謝の心	働ける
学び続ける	支援を求めることができる

④保険者（一五名）
⑤公衆衛生関係者（八九名）
⑥市民（四三〇名）
⑦研究者（一〇六名）

ステークホルダーに保険者（保険会社）が含まれているので、ここでちょっとオランダの健康保険制度について説明しておく。二〇〇六年以降、オランダの短期健康保険（入院は一年未満の場合適用）は、「規制下の競争」原理の制度となった。オランダ居住者は、民間保険会社の基本健康保険に加入する義務がある。基本保険の保障範囲は政府が定める、保険会社は加入希望者を拒否できない、保険料は年齢・病歴などにかかわらず同じ会社では同一でなくてはならない、というように、相当「規制」の部分もあるけれど、競争原理のもとにある民間保険会社の影響力が拡大していることが、今日オランダ社会で論議の的となっている。

さて、各ステークホルダーに、健康にとって各次元がどの程度重要であるか尋ねた結果のスコア平均を図1－1に示した。

ここで明らかなのは以下の三点。

- 身体的機能に関しては、どのステークホルダーも重要としている。
- 患者はすべての次元をほぼ同等に重要とみなしている。
- 身体的機能以外では、ステークホルダー間のギャップが目立つ。なかでも患者と政策策定者、患者と研究者間の差が大きい。

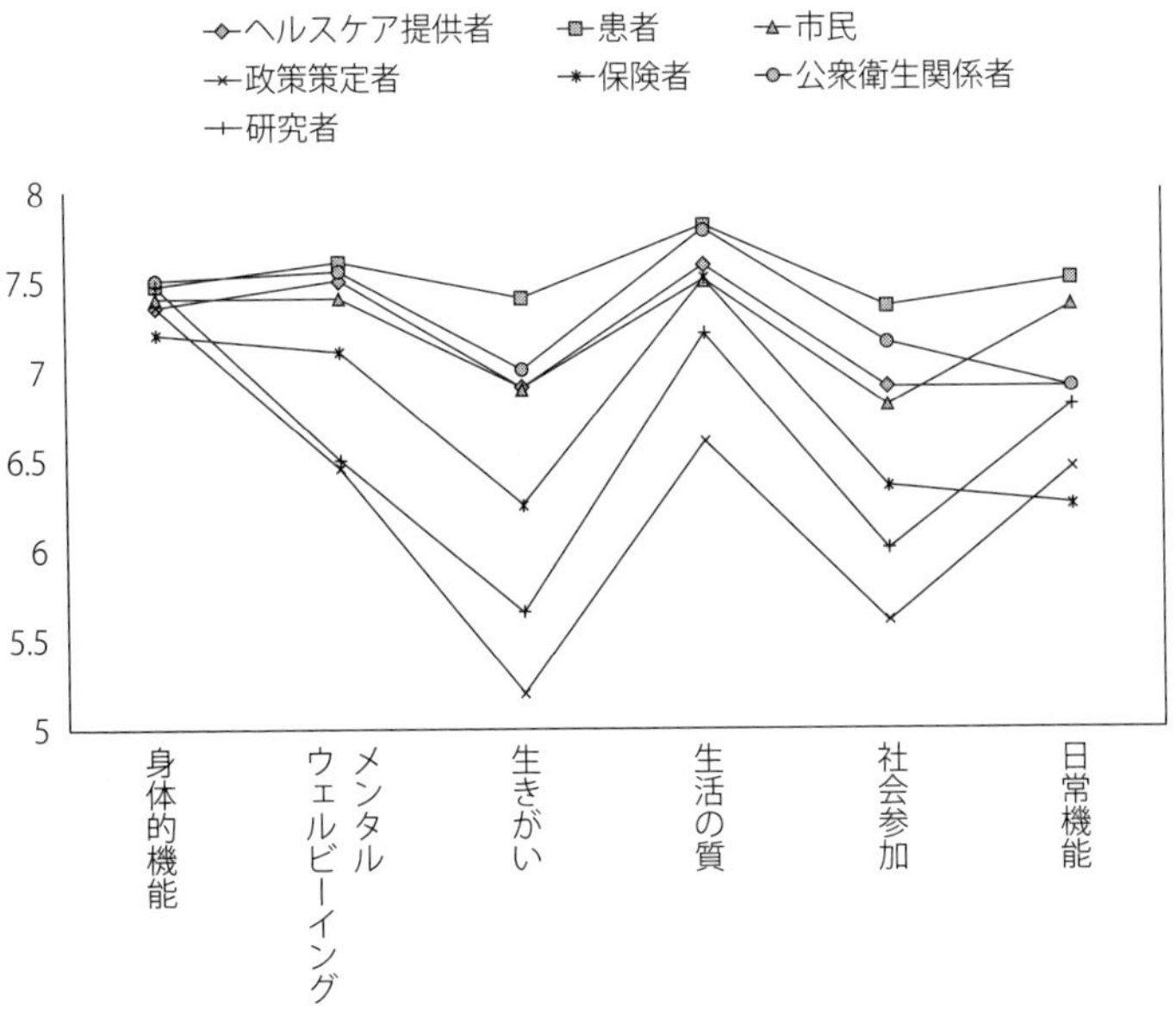

図1-1　ステークホルダー別６次元の重要度スコア（iPH提供）

　この図には表れていないけれど、ヘルスケア提供者のなかでは、看護師がもっとも患者のパターンに近かった。ヘルスケア提供者のなかでももっとも患者のパターンからかけ離れていたのは医師で、専門医・家庭医間の差はなかった。

　慢性疾患の経験をもつステークホルダーとそうでないステークホルダーを比べると（図1‐2）、身体的機能の重視は同じ。それ以外は、未経験者とは相当な差で、経験者はすべての次元に高い重要性を与えている。とくに経験者と未経験者の間でギャップが大きいのが、人生の意義と関係のある「生きがい」だ。

　すべてのステークホルダーに関して、健康を考えるうえでもっとも影

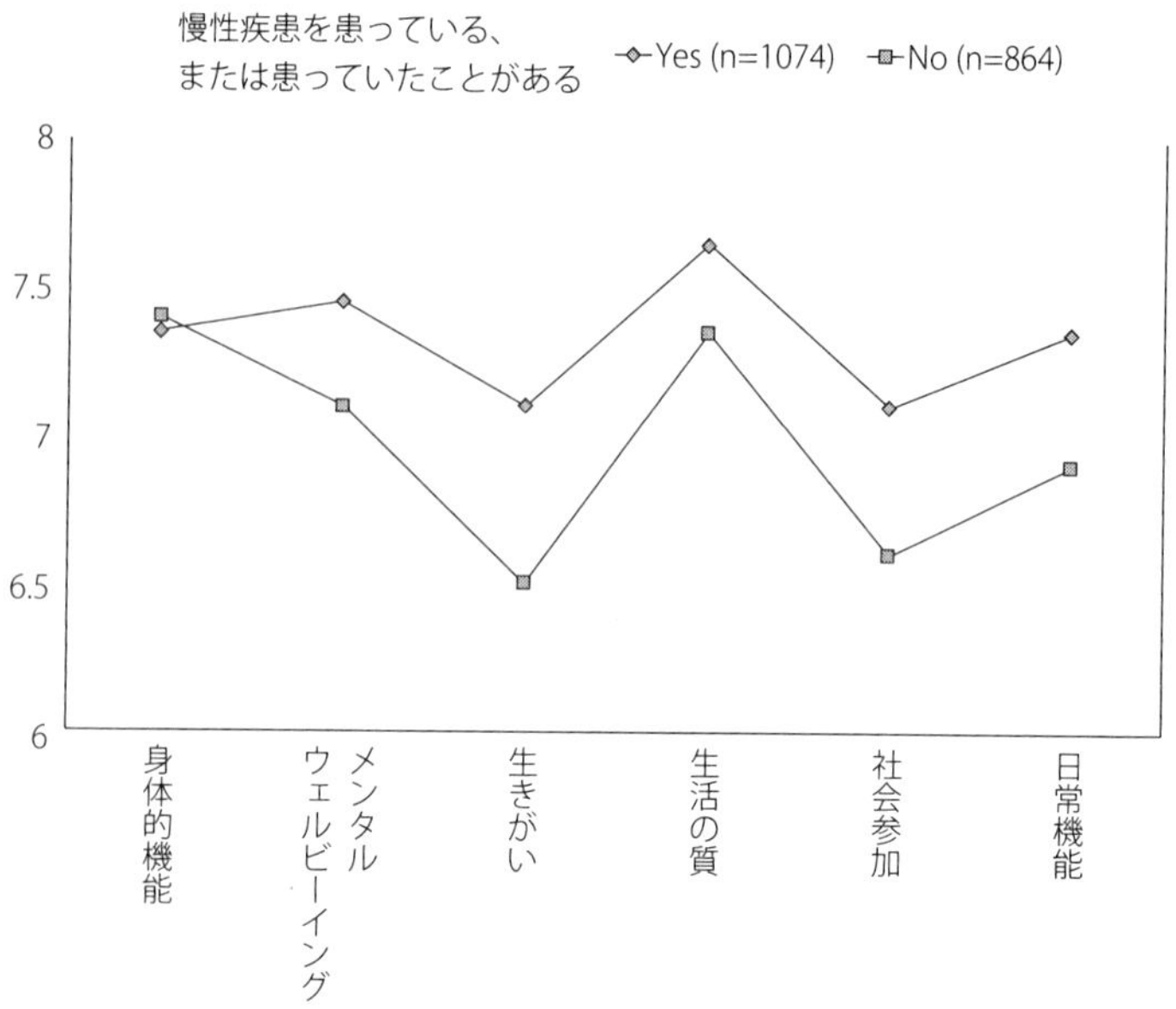

図1-2　慢性疾患経験者と未経験者の比較（iPH提供）

響を与える要素は、病気の経験があるかどうかということなのだ。病気の経験があると、一般に身体的な側面の重要性が相対的に減り、「生きがい」とここで呼ばれる、実存的・スピリチュアルな側面の重要性が高くなる。心理学では、このような価値観の推移をリスポンスシフトというそうだ。

二〇一六年BMJ論文によると、すべてのステークホルダーはヒューバーが紹介した新しい健康のコンセプトを肯定的に受け入れたけれど、次のようなさまざまな具体的な指摘も行った。

○新コンセプトのプラス面

・人間は患っている疾患以上の存

在であり、疾患があっても健康になる潜在力があることを強調する
・弱点ではなく、もっている力に焦点を当てる
・自己管理の側面
・自己責任の側面
・健康とは静的な状態でなく、動的なものであるとする
・患者と医療提供者の関係をもっとバランスのとれたものにする

○新コンセプトのマイナス面
・このコンセプトの範囲は広すぎる。これは人生全体についてであって、健康についてではない
・「健康とはおもに疾患がないこと」という見方を否定する
・本人の相当なインプットが要求されるが、はたして誰もができることなのだろうか？
・各自の責任をともなうが、それは本人が欲することなのだろうか？
・現実の疾患の重要性と影響を無視するようだ
・医師の診療を受けるのを延ばしすぎるリスクがある
・既存のよくない環境にも人々は適応すべきだと、政策策定者に口実を与える可能性がある

○新コンセプトに対するアドバイス
・「疾患のない状態」を健康とするコンセプトとは異なることを強調すべき

・健康とは、疾患の医学的治療以外の方法でも、個人としても公共的にも促進できる領域である
・健康を促進する活動は、本人の能力と活動に対するモチヴェーションを考慮すべき
・この新しい健康のコンセプトを「ポジティヴヘルス」と名づけることを検討すべき
・巣のような形でヴィジュアル化すべき

印象深いのは、「このコンセプトの範囲は広すぎる。これは人生全体についてであって、健康についてではない」という批判に対して、患者は「でも健康は、全人生通して、すべての面と関係あるじゃない！」と答えたことだ。

ポジティヴヘルスは限定的な定義ではなく、ふくらみのあるコンセプトであること、それに「人生全体」と関係があるからこそ、ケアの領域にとどまらず、社会全体にそのコンセプトが広がっていくことができたのだろう。

クモの巣

六つの次元を六軸とし、それぞれ〇から一〇までの点数で図示できる「クモの巣」というニックネームをもつツールをヒューバーは作成した（図1－3）。

「スコア？ なんだ、評価だったらＩＣＦ（International Classification of Functioning：国際生活機能分

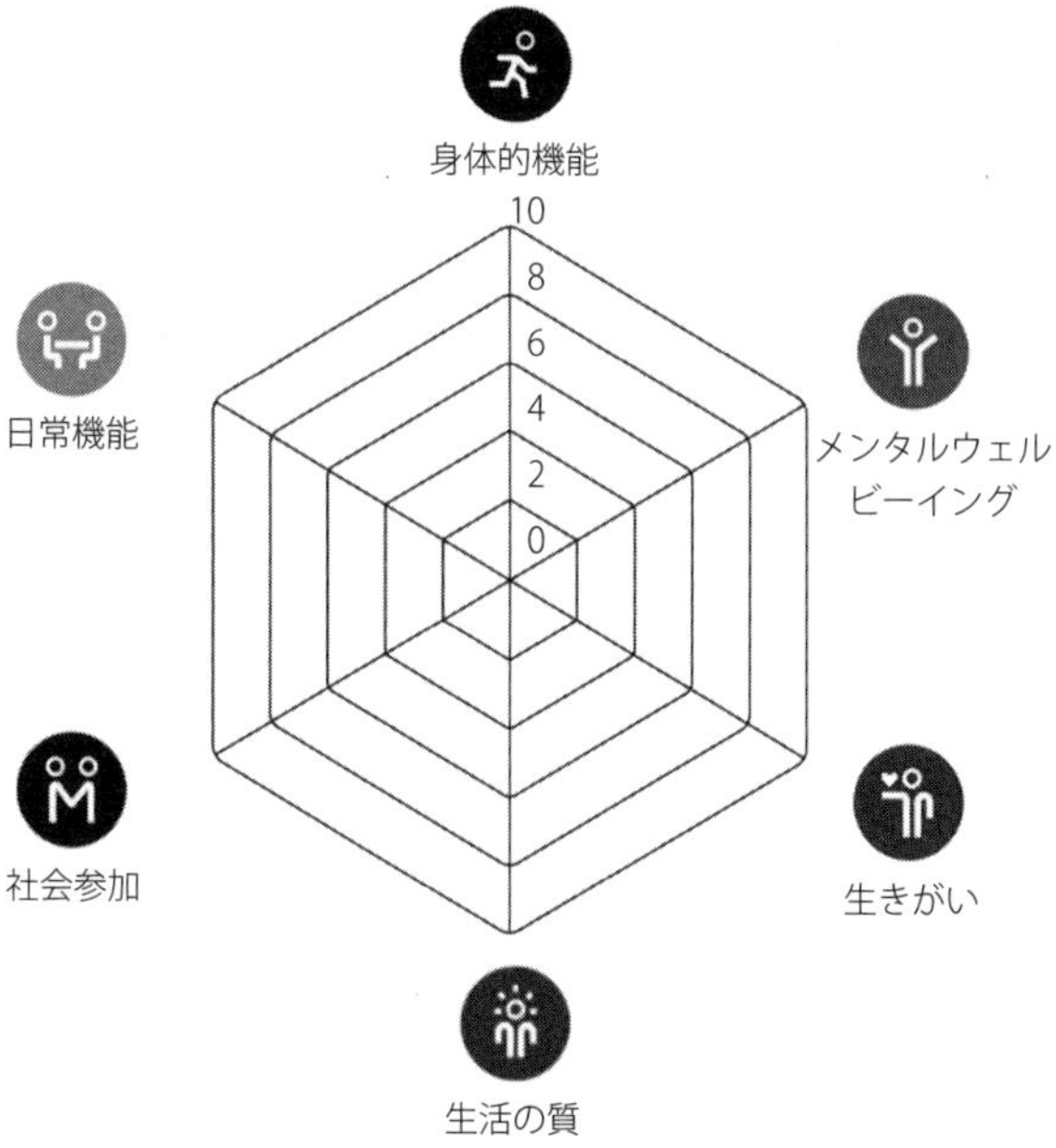

図1-3　クモの巣（iPH提供）

類）があるではないか」と思う人たちがいるかもしれない。けれどＩＣＦは専門家によって開発された、専門家のための分類システム。

ポジティヴヘルスのクモの巣は、健康状態を評価するツールではない。体験にもとづく主観的なもので、対話の糸口になるものだ。その時点における自分の感覚として、各軸に点を記してクモの糸としてつなげば、それを見ながら、たとえば家庭医は、「ホウ、身体的機能は先週より下がっていると感じているのに、日常機能は上がっているのですね。どうしてなんでしょうかね」というように、具体的な話を引き出すことができるし、本人も自分の状態を把握するのに役立つ。支援者は、本人にとって何が真に大切なのかをつきとめ、何を変えればそれを達成できるかを、本人が引き出す手助けをする。

点数の低い軸を上げなくてはいけないわけではない。支援者として、「おや、身体的機能のスコアが低いですね。ここを上げる努力をしましょう。そのためには……」などというのは絶対ダメ。他者による指導、誘導はＮＧ。とにかく本人が何を求めているか、何を変えたいかを明らかにしなくてはいけないのだ。すでに高いスコアの軸をさらに高めることを本人が希望すれば、それもよし。そのプロセスでたいがい全体が向上するそうだ。

だからヒューバーが行う研修は、ポジティヴヘルスを導入する専門職（必ずしもヘルスケアの専門職ではない）として、どのような対話をもつかの訓練になる。研修を受ける人たち自身がクモの巣をマークして、自分の状態を学ぶことから毎回の研修は始まるそうだ。

各軸に記した点を結ぶとクモの巣みたいになるのがニックネームの由来なのだけれど、クモの巣の内部に相当する部分が「ヘルス表面」で、この部分が大きければ大きいほど本人の健康感が高いといえる。

このクモの巣のシートは、iPHからリーズナブルな価格で購入できるせいか、ポジティヴヘルスを採択しているところにはドッサリ置いてあるようだ。専門学校などの教室に積んであるところもある。今や理学療法士の教育はまずポジティヴヘルスから始まるけれど、新入生は自分自身クモの巣マッピングをして、自分にとって身体的・日常的機能以外の点もいかに大切であるかを認識したうえで、理学療法を学び始める。将来、理学療法のニーズのある市民に対するとき、その人を全人的にとらえ、たとえばその人の真の問題は実際には家の構造にあるのかもしれない、精神的な不安定にあるのかもしれないというように、クモの巣を使いながらさまざまな側面に注意を向けることを学ぶのだ。

誰でもポジティヴヘルスというわけではない

批判のなかに、「本人の相当なインプットが要求されるが、はたして誰もができることなのだろうか?」「各自の責任をともなうが、それは本人が欲することとなのだろうか?」というのがある。もっともな疑問だ。

ヒューバーは、「ポジティヴヘルスは、真にそれを求めている人たちにしか効果がない」と言い切っている。これは義務ですることではない。これさえすれば絶対に効果があるという万能薬

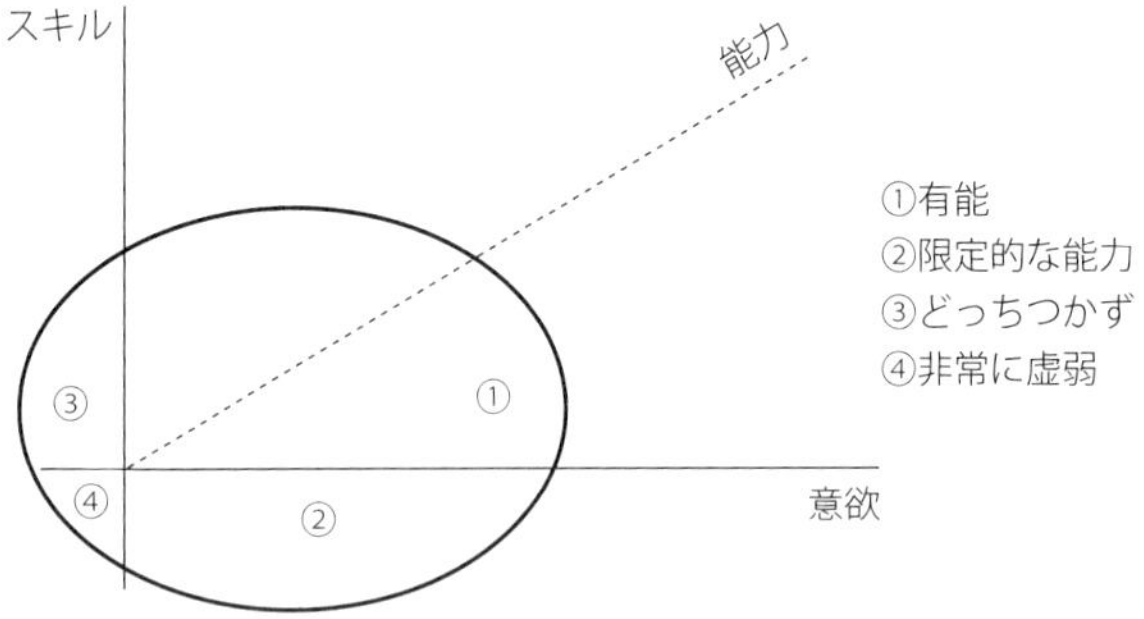

図1-4　ガイダンスはテーラーメイドで（iPH提供）

でもない。自分自身で感じていたことに共鳴するツールであれば有効なのだ。

ポジティヴヘルスによるガイダンスは、誰が対象であるかによって異なるので、単一のやり方で対応できるものではないともヒューバーは指摘している（図1－4）。

①有能。やる気があり、できる人。情報だけ与えれば行動に移る。

②限定的な能力。やりたいけれど、やりとげる能力が劣る人。情報を与えるだけでは十分でなく、それ以外の方法でも、知識を伝達しなくてはならない。

③どっちつかず。やる能力はあるけれど、やる意欲がない人たち。人生の危機がなければこの人たちを変えることはできない。

④非常に虚弱。深刻な精神疾患の患者や中毒者。

これらそれぞれのグループに対して、そのグループに適切な方法によるコミュニケーションが必要となる。

「生きがい」とレジリエンス

健康は目的ではなく、本人が大切と考えることを達成するための手段だ。ということは、身体的・医療的な面だけでなく、もっと「生きがい」に注意を向けなくてはならないとヒューバーは繰り返す。

そこで使うテクニックは、「モチヴェーショナル・インタヴューイング」。その人にとって大切なことを見つけ、それを目的として進むのだ。

これは熱烈な禁煙運動を展開しているふたりの肺専門医が導入した、とくに社会階層の低いところに位置する人たちに効果的な禁煙のガイダンス手法。たとえば「再び孫を学校に迎えにいけるようになること」をその人が強く望んでいるとインタビュー（医療面接）で判明すれば、それを具体的な目的として、禁煙コーチ、栄養士などが、ライフスタイル、つまり生活習慣を変える支援をするという、内面に働きかけるアプローチだ（ヒューバーは、戦争のトラウマをもつ人たちや中毒者の治療に当たっていたとき、内面の深部に働きかけることの重要性を学んだと語っている）。

慢性疾患の五〇%以上が、ライフスタイルと深い関係がある。患者以外のステークホルダーが低いスコアを与えている「生きがい」こそ、ライフスタイルを変えるうえで重要なモチヴェーションになり、これからもっと焦点を当てていかなくてはならない側面だとヒューバーは強調する。

「キュア中心のヘルスケアは、実際にはヘルスケアではない、病気ケアだ。これからはほんと

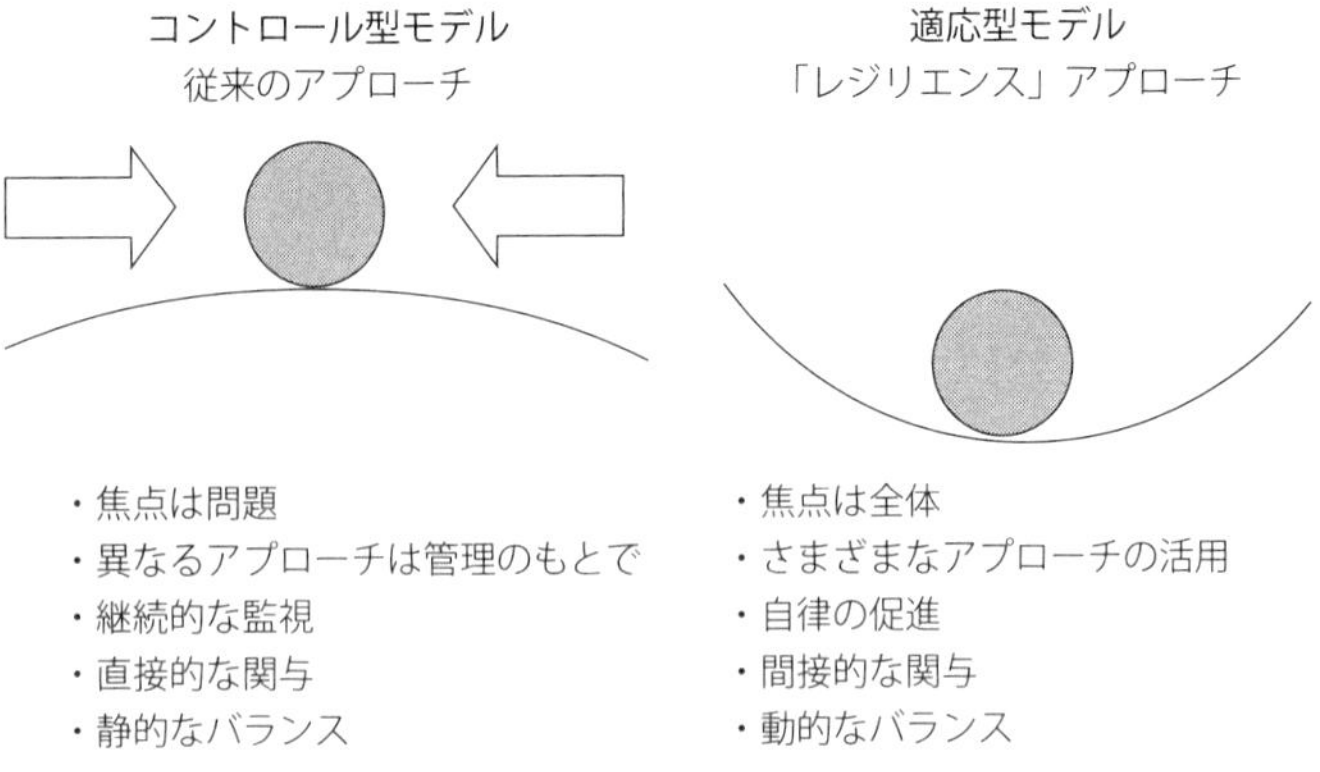

図1-5　「レジリエンス」アプローチへの移行（iPH提供）

うにヘルスをもたらすケアを追求しよう。そのうえでもっとも効果的な『薬』は、本人にとって意味のある生活、生きがい。その底力となるレジリエンス（復元力、回復力）、機能力、自己主導を促進しよう」

今までオランダではおもに環境学と心理学で使われてきた「レジリエンス」を、ヒューバーはヘルスケアと社会全般を貫く要素にしようとしている（図1－5）。

自然食品の飼料を与えられてきた鶏は、そうでない鶏より病気からの回復が早いという調査結果が出て、レジリエンスを増長させるには食品も重要ということが再確認された。だからポジティヴヘルスでは、心理士やライフスタイルコーチとならんで、栄養士の活躍の場が広がることだろう。

次のステップ

新しい健康のコンセプトをヒューバーはWHOに

提出したけれど、「測定できないかぎり、WHOとしては検討できない」という反応だったそうだ。

ポジティヴヘルスの効果を明らかにするために、クモの巣の結果を計量化できないかという考えのもと、iPHは二〇一六年、アムステルダム自由大学の計量手段ナレッジセンターに、ポジティヴヘルスをスコア化する方法の開発を委託した。スポンサーはVGZという保険会社。

この「科学的」アプローチは成功しなかった。というのも、市民が体験する現実は、どうしても科学的な分類にマッチしなかったからだ。

そこで別のアプローチが必要になった。計測ツールではなく、シンプルな言葉を使うデジタル対話ツールを、やはりVGZをスポンサーとして、iPHは開発することにしている。さらにその先のステップは、そのような質問の回答結果を、デジタルデータバンクに保存できるようにすること。

専門医が対応する通常の「外来クリニック」の隣に看護師や栄養士が対応する「レジリエンスクリニック」を設置すること、また市町村の各地区で、健康を保つうえで本人自身ができることについてのアドバイスを得られる「地区ヘルスハウス」が行きわたる時代がくることをヒューバーは願っている。そこでは必ずしも専門職に頼らずに、同じ課題をもつ人たち同士で、自助・互助グループも形成すべきだというのが彼女の考え。

いずれにせよ、さまざまなタイプの医療専門職、福祉専門職、そして自治体が融合した形のケア・市民支援が主流になっていくことをヒューバーは予想している。

市町村が運営責任をもつ保健所（GGD：Gemeentelijke Gezondheidsdienst）はすでに、ポジティヴヘルスの六次元を、支援を提供する住民のニーズを評価し必要なケアを識別するのに使うことにしている。

医療者は、血圧を測ったり、医療テクノロジーをふりかざしたりする前に、患者としてだけでなく、人間としてじっくりと市民の話を聞くこと、市民が理解できる言葉で対話をすることが大切だとヒューバーは言う。

現在オランダのヘルスケア予算九四〇億ユーロのうち九六％がキュアとケアに向けられていて、四％しか予防と啓発のために計上されていない。疾病の治療という領域は当然今後も必要とはいえ、健康と健康な人たちにもっと注意を向けるべき、とヒューバーは訴える。疾患をもつ人々に対し、病人としてではなく、完全な人間として全人的に臨み、その人がもつ力を最大化すれば、疾患をよりよく管理することもできる、ともヒューバーは言う。

クモの巣を通じて、まずは本人が自分自身の人生について幅広い振り返りをすること。医療者は、その人にとって何がもっとも重要か、それを得るために何を変えていくかを本人とともに探るという、従来とは異なったタイプの対話をもつこと。そして本人が選ぶ現実性のあるアクションを本人主導で実現させること。この三要素から、ポジティヴヘルスは構成されているといってよいだろう。

ここまでは、ちょっと難のつけどころがないストーリーだ。同時に、どの程度現実的？　という疑いが生まれるのも当然。

このオランダ発ポジティヴヘルスが、今までの、やはり耳には心地よいさまざまな健康のコンセプトと異なる点は、オランダ社会全体にあれよあれよという間に広がっていることだ。それぞれの思惑は異なるかもしれないけれど、お上、つまり健康・福祉・スポーツ省から、健康の問題をかかえている個々の市民まで、そしてその間にある企業・団体なども含めて、ゾロゾロとポジティヴ化しているのだ。ポジティヴ化とは、レジリエンスに富む、生きがいのある生活を支援する環境づくり、といっていいだろう。

具体例を挙げる前に、2章では医療・福祉制度を中心としたオランダ社会の流れを追って、オランダでポジティヴヘルスがもろ手を挙げて歓迎されるようになった土壌を確認しよう。

2章　オランダ医療・福祉制度の簡単史

医療・福祉の原型としてのホッフィエ

多くのオランダの町には「ホッフィエ（hofje）」がある。「ホフ」は英語の「コート」に相当し、区切られた一画のこと。オランダ語でも英語でも「法廷」とか「宮廷」の意味があるし、テニスコートのコートも同じ言葉だ。ホッフィエは小さなホフ。

ホッフィエは町のなかの区切られた住宅群で、一四世紀からのホッフィエもあれば二〇世紀にできたのもある。たいがい全体の敷地は四角で、外側はぐるっと壁で囲まれて通りから隔離されているから、そこにホッフィエがあると知らなければ、長い塀が続いているだけと思ってしまう。だけど壁に埋め込まれたような扉を開けてホッフィエに入ると、中央は共同の庭。歴史的なホッフィエだと、庭の真ん中に井戸があるところもある。この共同の庭をぐるっと囲んで、隣り合わせの小住宅が連なっているところは、扉の外側からはちょっと想像できない別世界だ。昔は危険に満ちた外から保護されたコミュニティ、今は町の喧騒から隔離されたスペースとしてとらえられている。

ホッフィエこそ、オランダの医療・福祉のシンボルだと思う。

ホッフィエには伝統的にキリスト教を基盤とした病院があり、貧困をケアする場でもあった。戦争未亡人が身を寄せたり、富豪家の引退した召使いが住んでいたりもしたらしい。

現在のホッフィエは原則的に財団が運営していて、スクリーニングをパスした低所得者に住む権利がある。ホッフィエによっては、一定の年齢以上でなくてはいけないとか、その町の居住者でなくてはいけないというような要件も加わっているけれど、学生が住めるところもある。

かつてはおもに善意と信心に頼っていた医療・福祉だったけれど、近代以降、互助的基金による疾病・失業といったリスクのカヴァーが始まった。それでも実際のケアの担い手は、宗派別キリスト教関係の非営利団体であったり、医師組合であったりだった。二〇世紀初頭から一九四〇年代にかけてが、現代福祉国家の萌芽時代といえる。

オランダ社会の今昔

オランダ政府が外国に対してアピールしたいイメージは、果てしなく遠い日本の出島に商館を設立できた一七世紀のもの。今日の「小さな大国」イメージで、いかにもオランダは歴史を通じて輝き続けてきたようだけれど、いわゆる黄金時代は一世紀足らずで終焉を迎えていた。というのも英蘭戦争に負けて、オランダは貿易力と植民地の大部分を失い、反対にナポレオンによって植民地化されてしまったからだ。

一九六〇年代までオランダは、ヨーロッパの劣等生だった。「世界の終わりが近づいたらオランダに移住せよ。あの国は何に関しても五〇年は遅れているから」というジョークもあったとのこと。

私がオランダに住むようになった一九七〇年代でも、オランダはアイルランドとならんでヨーロッパのなかでもっとも既婚女性の就業率が低い国で、そんなに進んでいる感じではなかった。家族間のつながりは深く、高齢者の親とその子どもはたいがい「スープの冷めない距離」に住んでいた。

一九六〇年代に入るまでは、唯一温かい食事が出るのでメインだったのは昼食で、子どもたちも亭主も家に戻って、一家そろって食べていたという。七〇年代には、通勤距離が長くなって夫は昼食に帰宅できなくなったので、夕食がメインの食事になっていた。それでも一家そろって食べるのは変わりなかった。

私が若い母親だったころ、子どもをもつ女性が働こうと思っても、育児と両立させるのはほぼ不可能だった。毎朝母親は子どもを幼稚園や小学校に連れていき、昼食の時間になると迎えにいく。昼食後再び子どもを学校に送り、放課後もお迎えに。クラスメイトの家に遊びにいくことを子どもたちが決めれば、親は夕食前に出直して、その友だちの家に行く。子どもの送迎の間に買い物をして、家事をこなすのがやっとだった。

第二次世界大戦後発見された天然ガスの莫大な収益をバックに、オランダはリッチになった。ほかの先進国でもみられたように、一九六〇年代後半には、学生運動、女性解放運動などのさまざまな社会運動が起き、教会離れが顕著になり、オランダ社会はほぼ完全に世俗化された。

押しつけ福祉

天然ガスの収益に頼って、オランダは一気に福祉大国にもなった。一九六八年には、世界初の介護保険といわれた、いたれりつくせり長期ケアの特別医療費補償法（ＡＷＢＺ：Algemene Wet Bijzondere Ziektekosten）が国の保障制度の基礎として導入された。短期医療保険としては、一定の所得以下の市民には国の健康保険、それ以上の所得者には任意の民間保険という二本柱の制度が整備された。

それまでは家族が高齢者の面倒をみるのが当たり前だったのに、この〝解放的な〟政策により、高齢者、障害者、病人のケアは国の出番となった。

家族で面倒がみきれなくなると病院に入院となりがちだった状況から、少しでも介護が必要となればケアホームへ、看護が必要となればナーシングホームへ行くのが市民の「権利」になった。戦後の住宅難問題を解消する意味もあったので、特別医療費補償法が適用されるナーシングホームとケアホームは急増し、たしかに脱病院にはなったけれど、オランダは高齢者の施設入所率がとても高い国になった。

当時「AWBZコンサルタント」というのがいて、わざわざ「あなたには電動車いすを給付してもらう権利があるのですよ」というように「権利」を教えにきてくれるものだから、必要があってもなくてもいちおう受け取っておく。かくてケアホームには置きっぱなしの電動車いすがゴロゴロあるようになって、高齢者自身がその無駄を嘆くという状態だったらしい。

ケアより職場進出だと政府も後押しをする女性解放運動の影響で、一九七〇年代後半から、おもにパートとはいえ、既婚女性の就業率が高まった。

同じころ、家庭医を中心とする地域医療のプライマリケア（一次医療）と、病院と専門医の世界であるセカンダリケア（二次医療）の機能がはっきりと分かれるようになった。プライマリケアの家庭医、地域看護師、リハビリ職、ソーシャルワーカー、ホームケア、福祉団体などのさまざまなプレーヤーの一体性が向上し、強化された。

在宅ケアでは地区看護師が活躍した時代だった。当時の地区看護師は修士号に相当する資格をもったナースで、在宅患者にとってもっとも親しく、もっとも権威のある存在だった。介護・看護だけではなく、ケアマネジャーの役割も果たしていて、家庭医や薬局との連絡以外にも、家族全体の事情を把握しながら、ヴォランティアや近所の支援を動員したりまでした。

ビジネスになり果てるケアセクター

華々しく登場した特別医療費補償法は、オイルショック後の経済停滞と社会の著しい高齢化で、早くも一九八〇年代には財政的に圧迫されてきた。

当時世界中で、公共サーヴィスをはじめ何らかの形で規制されていた事業は、民営化・自由化・規制緩和さえすれば効率的になるというネオリベラリズムの風潮が広まっていた。鉄道、エネルギー、郵便、電話、ケアセクター、タクシー、次から次へと対象が広がった。すでに諸国で民営化・自由化の失敗例があったにもかかわらず、オランダもまっしぐらにこの波に乗った。

医療制度においても、大胆に市場志向に舵を切った「改革」が始まり、元フィリップス社社長ヴィッセ・デッカーが委員長となったために「デッカープラン」と名づけられた。デッカープランが二〇〇六年に本格的に実施されると、長期ケアでは特別医療費補償法がカヴァーする範囲が狭まり、短期ケアでは民間保険会社が主役に抜擢された。

地区看護とホームケア組織が統合されて、実質的に地区看護師はいなくなり、予防・ケア・治療が分断されてしまった。在宅ケア事業所、ナーシングホーム、病院、福祉団体などの合併が続き、大規模になった。

看護・介護・リハビリに対する診療報酬は、「上半身の洗浄」「下半身の洗浄」といった具合に細かく機能別に分けられたコマに時間数をかける出来高払いとなった。「それぞれの機能に関して、必要最低限の資格をもったワーカーにケアを提供させれば、安く上がって儲かる」という誤ったインセンティヴが働いて、事業所にとってできるだけ安上がりにするために、ひとりの患者に対して、同じ日に複数のケアラーがそれぞれの資格で認められた業務だけを片づけるために出入りするのが当たり前になった。そして必要かどうかにかかわらず、償還範囲内最大限で「プロダクト」として画一化されたケアを提供した。

とくに在宅ケアの看護師・介護士は、文字通りストップウォッチで管理された。医療の専門家でないマネジャーが日ごとの患者訪問計画を立て、ナース・介護者はそれにしたがって毎日異なる患者の家を、機械的に動き回らなくてはならなくなった。

患者は細切れで継続性なく提供されるケアへの不満を、医療者は組織のヒエラルキーのなかで患者に向き合えず、自律とプロフェッショナリズムを欠く仕事への不満を高めていった。民間ヒエラルキー型組織になって、財源は公的であるにもかかわらず、ケア組織の上級管理者のサラリーはお手盛り、首相を上回る額が当然とされた。既得権を守るために、さらなる現場の効率化、医療者にとっては労働条件の悪化が生じた。

管理業務増大にともない間接部門が肥大化して、民営化は決して医療費の軽減にならなかった。組織再編の失敗で、財政難に陥る組織も増加。地区看護師が重要な役割を果たしていた地域密着型トータルケアは姿をひそめて、ヘルスケア、とくに在宅ケアの「暗黒時代」となった。

一九九〇年代になると、ヘルスケア経費の抑制を目指して、政府は自己責任と互助促進を強調しだした。それが市民の自律と選択の自由を求める声ともマッチして、脱施設化が進行し、とくにケアホームの閉鎖が続いた。地域密着型のケアが再び注目されるようになって、住居とケアの柔軟な組み合わせが可能になった。

二〇〇〇年代に入ると、糖尿病、ＣＯＰＤ（慢性閉塞性肺疾患）、および循環器系の慢性疾患に関して、ケアグループという制度が導入された。入院期間が一年以内の短期医療に関しては、被保険者に医療を提供するそれぞれの医療者に保険会社が報酬を支払うのが原則となっている。けれどケアグループ制度では、ひとりの慢性疾患患者にかかわる家庭医、専門医、その他の医療者全員に対して、保険会社は包括払いをする。関連医療者はグループとしてもっとも合理的な組み合わせで、一貫性のある形で患者に対応し、グループ内で保険会社から受け取った額を分ける。

また、ケア基準の整備、多職種による統合ケアといった動きがあった。けれど在宅ケアの根本は商業的な効率性志向のままで、病院ケアも出来高払いのまま、経費だけが上昇を続けた。

ケアグループに対する包括払いのほかにも、いくつかの形でコストカットが試みられた。そのひとつが「代替化」だった。それまで病院の専門医が行っていた検査や診療を家庭医が行う、家庭医が担当していた慢性疾患患者ケアの大部分を家庭医診療所内のプラクティスナース（POH praktijkondersteuner）が受けもつ、介護士のレヴェルを上げて一定の看護もさせる、フォーマルからインフォーマルケアへの移行。高齢者の面倒は政府がみるから女性は職場進出できるよ、とかつて大見得を切った政府は、今度は「ワーク・アンド・ケアの時代だ」と言いだした。

もうひとつのコストカットは、特別医療費補償法のさらなる細分化だった。この法律に基づく国の保障制度では、要件を満たした住民は定められた内容どおりのケアを受ける権利があった。自治体にケアの責任を移すことによって、必要なケアをどのように提供するかは自治体の自由裁量となり、二五％減の予算で賄わせることになったのだ。

二〇〇六年、在宅ケアのうち家事援助は、自治体が実施する社会支援法（WMO：Wet maatschappelijke ondersteuning）に移管された。二〇一五年には新制度のもと、さらに大きな部分が特別医療費補償法から社会支援法と健康保険法（ZVW：Zorgverzekeringswet）に移管され、特別医療費補償法は消滅した。「やせ細った特別医療費補償法」といわれる新法の長期ケア法（WLZ：Wet langdurige zorg）が適用されるのは、長期の集中的ケアだけになった。

二〇一五年以降のオランダの医療保険制度については、巻末の付録1をお読みください。

それでもオランダ、ナンバーワン！

ものごと何でも相対的。オランダ人は決して自国の医療制度が理想的だとは思っていない。とくに、いわゆる規制下の競争原理の制度となった健康保険法は、私も含めて大勢の人たちが、官民の「ワースト・オブ・ザ・ツー・ワールズ」、両システムの悪い側面のコンビネーションになったと思っている。

それでも外国からみると、オランダのヘルスケアは素晴らしいのだ。貧富の差とかかわりなく、市民全員が高いレベルで身近なヘルスケアを受けることができるという、市民の観点からみたヘルスケアのアクセシビリティの欧州諸国間の比較では、ほぼ毎年オランダがナンバーワンだ。二〇一六年度のスコアはオランダ九二七点、スイス九〇四点、ノルウェー八六五点となっている（一〇〇〇点満点）。

だからといって、オランダの医療コストが世界でもっとも高いわけではない。OECDのドル建て医療費のGNP率でいうと、オランダは一〇・八％で八番目。ちなみに上位はアメリカ一六・九％、スイス一一・五％、日本一一・二％（ＯＥＣＤ二〇一六年版、平均は八・九％）で、日本のほうが高い（以前は日本のほうが低かったけれど、それは日本の統計方法に他国との整合性がなかったからだったと判明した）。

ちなみにオランダは比較的多くの費用を、高齢者ケアと障害者ケアに充てている（三％でトップ）。キュアのコストに関しては一〇番目以下となっているのは、これから説明する家庭医制度によるところが大きいと私は思っている。

聖なる家庭医制度

オランダの医療制度は、家庭医制度抜きには語れない。六％の健康保険法コストで九六％の病状に対応！　という優れものだ。

家庭医が処方するかぎり、薬剤も含めて、家庭医ケアにはまったく自己負担はないし、免責も適用されない。つまり義務である基本保険料さえ払えば、家庭医へならいくら行こうとも懐が痛まないので、お金の心配をせずに相談できるということだ（実際には保険に加入していなくても、家庭医・病院は拒否しないそうだ）。

オランダ家庭医制度の特徴

・オランダ居住者は必ず、自宅から車で一五分程度の範囲にある家庭医に登録しなくてはならない：ひとりの家庭医への登録者は約二五〇〇名。ふつう家族単位で登録しているが、家族単位は要件でない。／家庭医は非常時に一五分以内に駆けつけることが義務。ほんとうにすべて投げうって駆けつける。

• 登録住民に対して全人的なケアを提供：家庭医は六年間の医師教育を経て医師免許を取得した後、全人的なケアを提供することを学ぶ三年間の家庭医療専門医教育を受ける。その後も年間四〇時間の生涯研修、さらに任意の専門研修、二次医療専門医との合同教育もある。

• 医療のゲートオープナー（入り口を開く役割）：市民には医療へのフリーアクセスはない。緊急でない患者は必ずまず家庭医のところに行き、家庭医の紹介があって初めて専門医・病院の診療を受けることができる。

• 登録住民の全医療歴・服薬歴を把握：すべての医療・福祉従事者は、住民にかかわる情報を、その人が登録されている家庭医に伝えなくてはならない。電子化された診療記録の保管者。

• 二四時間三六五日の連続性：家庭医の業務は外来・訪問・電話・メール相談。平日は予約制（一〇分単位、診療所助手によるトリアージで日時とコマ数が決まる）。時間外は家庭医ポストで対応。家庭医ポストは人口二〇〜三〇万単位で、病院救急外来の内部にあるか隣接していることが多く、その地域の家庭医が交替で当番にあたる。二〜三週間に一度程度の割合で八時間シフトを担当。当番医師は代替医師を雇うこともできる。家庭医ポストにおける当番家庭医の業務は、通常の業務に加えてコールセンター監督（家庭医ポストでも診療所助手の電話トリアージがある）。

・プライマリケアの多職種協働の中核、セカンダリケアとの主要な橋渡し役：プライマリケアには有床施設はない。プライマリケア従事者の種類には、家庭医、歯科医、薬剤師、青少年医、企業医、助産師、理学療法士、栄養士、作業療法士、言語療法士、歯科衛生士、運動療法士、フットケア療法士、皮膚療法士、ソーシャルワーカー、心理療法士、訪問看護師・介護士、カイロプラクティック士、指圧師、救急車ケア、検査ラボ、診断センターなどがある。

家庭医の収入

財源は健康保険法で、家庭医の収入は登録住民ひとりあたり六〇ユーロ（二〇一七年）の人頭払いと、出来高払いの部分がある。出来高払いの額は各保険会社との交渉で決まるけれど、一コマ（二〇分）につき九ユーロ程度、往診一三ユーロ程度、電話相談四・五ユーロ程度。終末期ケア、特殊診断検査などはもっと高額。慢性疾患についてはケアグループによる業績に応じた包括払いの一定率。

代替政策で、以前専門医が行っていた治療・検査が家庭医のもとにくるようになって負担が大きくなっていることと、保険会社との料金交渉に多大な時間がかかることが今の問題。

業務形態

家庭医だけの診療所もあるけれど、健康センター内のグループ診療所で働くのが主流になりつつある。健康センターには、ほかのプライマリケア従事者の事業所がある。

将来的には人口一〜一・五万人にひとつの健康センターがプライマリケア拠点になることが想定されていて、有床家庭医クリニックも視野に入っている。

健康センター内の家庭医グループ診療所（ハーグの de Ree）の構成例と一日の業務

家庭医六人（常勤換算四人）、研修医ひとりが在籍。医師ひとりにつき患者三〇人の診療、一〜三人の訪問診療、三〇人の慢性疾患患者の処方確認。

専門（慢性疾患管理、心理士、精神科看護師）をもつプラクティスナース三名も在籍。さらに診療所助手（praktijkassistente）が五名。電話での助言とトリアージ、一定の患者ケアとリピート処方せんの発行を担当。

友人の家庭医が、家に隣接していた個人診療所から健康センター内のグループ診療所に移った。引越し祝いに招待されて行ったら、けっこう病院の専門医も顔を出していた。

「以前は考えられなかったよ、家庭医診療所のオープニングに専門医が来るなんて。やっぱり世の中変わったんだ」とその友人は言った。

家庭医も一種の専門医なのだけれど、どういうわけか世間では「家庭医」と「専門医」という分け方をしている。一昔前は専門医、つまり病院の医者のほうが家庭医よりなんとなく社会的ステータスが高く、収入も多いようにみなされていた。けれど地域密着型医療、つまりプライマリケアが重視されるようになって、その要である家庭医の重要性は増した。以前専門医が行っていたことを家庭医がやるようになっているし、なんと専門医が家庭医診療所で診療をするようにもなっているのだ。何より家庭医が医療のゲートオープナーなのだから、家庭医の紹介がなければ患者は専門医のもとにやってこない。いくら患者には専門医を選ぶ権利があるといっても、おそらく九〇%以上は家庭医が勧める専門医に行くのだから、専門医は家庭医と仲よくしておくに越したことはないのだ。

ポジティヴヘルスでも家庭医の役割は重要だ。けれど、家庭医も含めて医師の相対的存在感はこれから下がっていくだろう。というのも、今まで以上に多職種協働のチームワークが重要となり、ケースバイケースで、訪問看護師や理学療法士、場合によってはソーシャルワーカーがリード役を担うことも出てくるだろうからだ。こと慢性疾患患者に関しては、患者ともっとも接触が多い家庭医診療所内のプラクティスナースがコーディネーターになっていくだろう。

3章　ポジティヴヘルス予告編
――ビュートゾルフ

ポジティヴヘルスは、ヘルスケアから発生した。真髄は、医療テクノロジーよりも人間性の追求。そのためにはケアと福祉の融合が必須とされている。本人が自分自身のニーズについて幅広い振り返りをして、自立・自律を目指す。支援する立場の者は、その人に全人的な対応をし、本人が目的を達成するための現実的な援助をする。

こういった要素がポジティヴヘルスにあるのだけれど、私にとって何より大切なのは、どういうわけかポジティヴヘルスは、私を生き生きした気持ちにさせてくれることだ。

同じスピリットを具現化した組織が、ヒューバーの登場数年前にオランダに出現していた。ビュートゾルフだ。

急拡大した訪問看護組織

「ビュートゾルフ（Buurtzorg）」は直訳すれば「近所のケア」。オランダの在宅ケア組織の名称だ。高資格の一二人までの看護師で構成される小チームが、管理者ゼロで自律的に、地域に密着して活動する。二〇〇六年の創立以来、一一年の間に五回も「ベスト使用者」（民間企業が主催。従業員の投票で決まる）に選ばれ、ほかの組織と比べて四〇％程度安くつくというので大注目され、新しいオランダ名物となった。現在三億一五〇〇万ユーロの取引額がある財団、つまり非営利組織だ。

ビュートゾルフは二〇一〇年、堀田聰子教授（慶應義塾大学）によって日本にも紹介された。ビュートゾルフサービスジャパンという会社が設立され、二〇一七年にはビュートゾルフウェブの日本語版も完成したとのことだ。日本の訪問看護界ではある程度名が通っている。

本家本元のビュートゾルフは、二〇〇六年に一チーム四名で始まり、二〇一七年にはチーム数九〇〇以上、従業員数一万四〇〇〇、患者数一〇万で全国展開している。日本以外の諸外国での活動も拡大している。

ビュートゾルフのナースの働き方は、当初から周囲のナースたちに注目された。創立者のヨス・デ・ブロックが頼まれて毎晩のように話しに行くと、あれよあれよという間にその場で新しいチームができた。最初は赤字だった運営も二ヵ月で収支が合うようになったとのこと。まったく求人活動をしないのに、全国有数の在宅ケア組織となった。

復活した理念

もと地区看護師だったヨスのモットーは、「医療・福祉は金儲けのためにあるのではない！」「役所仕事より人間優先（Humanity above bureaucracy）！」。地域医療にとっての「暗黒時代」真っただ中での宣言だった。

創立時から、ＩＴに強いアート・レーフェリンクと、実務に長けたホニー・クローネンベルフという力強い仲間がヨスにはいて、今日に至っている。

経済学を勉強してから、ヨスは方向転換して地区看護師となった。地区看護師制度が廃止されてからケア事業所のイノヴェーション・ディレクターになって、ヘルスケアが金儲けの手段になってしまっていることを体験。自分も含めて一六名いたディレクターを二名にすることを提案したものの、居心地が悪くなって退職した。

ケアの提供が実際に「プロダクト」とか「プロダクション」と呼ばれ、短期的で単純な経済性だけが重要になっている事態に、ヨスは反発した。自立を支援すること、在宅ケアを受ける期間を短くすること、多額の費用がかかる入院を予防すること、フォーマルケアからインフォーマルケアへの移行といった取り組みから得られるメリットに目を向け、経済性についてもトータルをみなくてはいけない、とヨスは信じた。そこで新たなコンセプトの在宅ケア、ビュートゾルフを始めることを決意したのだ。

患者にとっても、働く看護師にとっても、自分の人生のなかで起きるいろいろなことについて、自分で判断して決定できれば、より幸せな人生を送ることができるという考えのヨスは、患者は次のことを求めているとした。

- 自分の暮らしを、できるだけ長く自分でコントロールしたい
- 生活の質を改善したい
- 自分の住む街で社会参加がしたい
- あたたかい人間関係がほしい

その実現を次の形で支援するのが、ビュートゾルフのミッションとなった。

- 患者とビュートゾルフ地域ナースとの人間的な関係を基盤とするケアを提供する
- 患者の自立・自律支援とQOL（生活の質）向上につながる最良の解決策を見出すために、患者とナースのもつネットワークと協働する
- 専門職として職業倫理を遵守し、必要以上のケアは提供しない
- 専門性の高いケアを、責任をもってチームで提供する

ビュートゾルフでいう「専門性の高いケア」の要素は次のとおり。

・コンテクストや環境を大切にしながら、患者を全人的にみる
・実践的な知識、クラフトマンシップ（職人魂）をもつ
・つねに質の向上を目指す変革者としての態度で臨む
・アウトカムに対する責任、その説明責任をもつ
・チームワーク：みずから振り返り、ナレッジを共有し、学び合い支え合う

ケアにはレヴェルが高い仕事と低い仕事がある、介護と看護は別々のものという考えは間違いだという前提で、ビュートゾルフでは専門性の高いナースが一貫して患者のケアにあたる。そういうナースなら、靴下を履き替えさせるときでも、同時に足の状態を観察して、「なぜ自分で靴下が履けないのだろう？　循環が悪くなって浮腫ができているのだろうか？」と頭を働かせるし、患者自身で靴下を履き替えられるようになる方法、家族を巻き込む方法などを考えて実施する。そうすると多くの場合、二週間もしないうちに、患者は自分で靴下が履けるようになっている。

最初のニーズは靴下の履き替えであっても、そのような個別機能の提供を目的とせず、患者の自立を目指す。これは、地区看護師への回帰でもあった。ただし昔の地区看護師と異なる点は、ビュートゾルフには優れたＩＴとミニマムで効果的な間接部門による、徹底的なナース支援があることだ。

ビュートゾルフモデル

小チーム

なぜ一二人までの小チーム（フルタイム換算で七・五人）かといえば、一二人というのは、ひとつのテーブルで円になって座って話すことのできる最大の人数で、コーディネーターあるいは管理者なしで機能できる最大の規模でもあるとみなされているからだ。

オランダはパート大国。オランダのパートは勤務時間がフルタイムより短いというだけで、正規雇用。時間あたりの給与、昇進、研修はフルタイムと同じだ。男性も含めて、さまざまな専門職の人たちがパートで働いている。

ビュートゾルフのナースもほぼ全員がパート。ということは、燃え尽き症候群に陥りにくい。また、病欠の仲間を補うことができる、患者の終末期に集中的なケアが一時的に必要になっても体制を整えることができるというように、少人数でもフレキシビリティがある。

地域密着

各チームは人口五〇〇〇～一万人程度の地域、患者四〇～六〇人の範囲で活動している。ナースも患者も同じ地域の住民であることが重要なポイント。二四時間通してチームの誰かがアヴェイラブルで、緊急の場合一五分以内に駆けつけることができるし（これは事実！）、週末もフレキシブルに対応できる。

ビュートゾルフのナースはコミュニティにあるリソースを熟知していて、とくに家庭医とは頻繁に連絡を取り合う。患者、その家族とナースのネットワークも活用し、ケースマネジャーの役割もついでに果たしている。

高資格で地域の家庭医の信頼が厚いので、ターミナルケアが約二〇%というように、ほかの事業所より複雑なケースを扱うことが多いそうだ。

トータルケア

ビュートゾルフでは、あらゆる年齢・疾患・障害の患者に対する全人的なケアを提供している。各患者の窓口となるパーソナルコーチと副担当者を決め、できるかぎり同じメンバーでひとりの患者を支援する。

ただしチームとして包括的な責任を患者に対してもつので、特定の専門知識・経験が必要となれば、パーソナルコーチでなくても、チームのなかでそれを得意とするナースが担当する。各ナースがもつさまざまな専門性を活かし合いながら、ジェネラリストとしてケアにあたるのだ。

ケアとサポートの機能別分業をしないし、ケアマネージメントとケアサポートの分業もしないので、分業による無駄なコストの削減にもなっている。

同じナースが頻繁に顔を出すので、日本人観察者は、「まるで娘さんみたい」という印象を抱く。患者の家族も地域のこともよく知っているので、実際に「家族のような」解決策を見出すこ

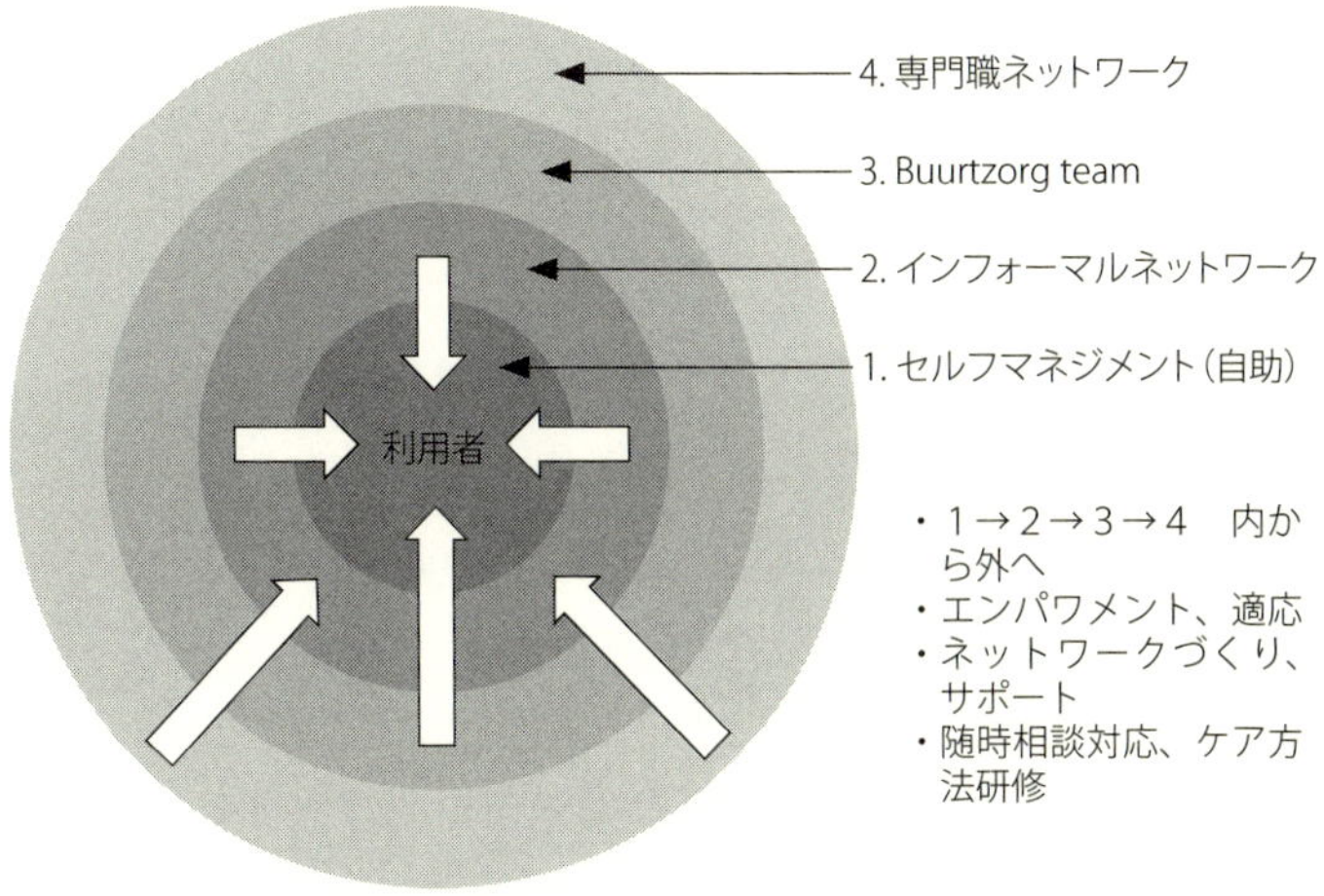

図3-1　ビュートゾルフ玉ねぎモデル（堀田、2012b）

とが多いそうだ。ビュートゾルフでは、患者と患者の支援者との関係を「玉ねぎモデル」で表している（図3−1）。

ビュートゾルフケアの5ステップ

①ニーズのアセスメントとケアプラン（オマハシステム〔後述〕使用）

②インフォーマルネットワークの活性化（介護者の相談、家族やヴォランティアによるケアの研修や助言）

③フォーマルケアのネットワーク活性化。マッピング、連携と調整、看護・介護・ガイダンス・家事援助というケアの一貫性を確保（家事援助はグループ内の別組織ビュートゾルフ・ディンステンが担当）

④順応援助（社会福祉支援や患者自身のネットワークの代替）

⑤脱ケア（フォーマルケアからセルフケア・イン

フォーマルよりインフォーマルケアを重視するのがビュートゾルフの特徴。ピラミッドではなく、ネットワーク型組織。本部とチーム、チームとチームの間もネットワーク型のコミュニケーション。地域の患者、家族、ナースのネットワークともつながっている。

最初から患者の自立と脱（フォーマル）ケアを目的としているし、たいがいおしゃべりをしながら働いているので、日本人医療者の目からみると、「ずいぶん手薄のケアですね」ということになる。もともと最低限のケアを目的としているのだ。けれどよくみると同時にいくつかのことをして、けっこう効率的だ。

ビュートゾルフのナースが対象としているのは、一次的には患者、二次的にはパートナー、家族、ヴォランティアとその他のインフォーマルケアラー、三次的には福祉とプライマリケア・セカンダリケアの専門職になる。

順応援助の段階では、地域の文化・教育活動機関、NGO、高齢者関係組織、スポーツ・運動団体、デイケア・デイサービス、教会、スピリチュアルワーカー、その他の福祉関連組織とコンタクトをとって、ビュートゾルフのケアが終了した段階に備える。

自律的チーム

各チームは自分たちの予算を考慮しながら、独自にさまざまなことを決める。たとえば日程表や当番・休暇日程の作成、患者や訪問客のための記念品を準備するかしないか・何にするか、ユニフォームを着るか着ないか・どのユニフォームにするか、チームとして車をもつかもたないか、ナースステーションの選定や内装、教育・訓練の予算と内容、新人採用、さまざまなイニシアティヴ、視察希望者の受け入れ、インフォーマルケアとフォーマルケアのネットワーク構築、新チームの立ち上げ、などなど。

チーム内ではルーティン作業の担当者を決めていて、たとえばひとりが当番表の作成を担当している。ただし「リーダー」はいない。

本部がビュートゾルフのロゴ入り記念品やユニフォームをアヴェイラブルにしておくけれど、各チームがどれを買うか決める。

教育予算もチーム独自、内容も自分たちで決める。一般的・継続的な学習としては、患者とその家族との対話、チームにおけるリフレクションを通じて互いから学ぶこと、ビュートゾルフウェブ、Eラーニング、ほかのチームからの学習がある。

正式の研修も自分たちで決めるけれど、たとえば元病院勤務だったナースが新たにチームに加わったら、その新メンバーのもつスキルをチーム全体で学ぶために、病院で訓練を受けたりもする。

新チームを立ち上げるにあたっては、自律型チームで働くスキルを学ぶ機会として「ＯＩＭトレーニング」という、問題の原因追及ではなく、解決策を引き出すことに焦点を当てた対話や意思決定の研修を受けることができる。

ユニークなのは、将来看護師としての仕事を続けられないときのための再教育・訓練も認められていること。

本部は高等職業教育機関とのパートナーシップによる独自の訓練コースも開発して、優秀なコミュニティナースの育成体制に貢献している。

新メンバーの採用はチーム内で決める。チームも本部も正式の求人活動はしておらず、口コミのみ。ただし最近は全国で高資格のナースが不足中で、チーム数が急増したこともあって、ビュートゾルフでもナースを集めるのに苦労するようになった。二〇一七年には必要な人員が不足して、なくなったチームまであった。雇用契約の事務処理は本部がする。

さまざまなイニシアティヴはほんとうにさまざまで、アムステルダムのあるチームは、高齢者はよくラジオを聞くことに目をつけて、ラジオ番組を始めた。プレゼンターのナースの司会ぶりのうまいこと、本職以上。上司などいないので、これを思いついた看護師は直接ヨスと話したら、特別予算をくれた。その予算を使い切る前に高齢者団体がスポンサーとなったので、ラジオ番組は継続している。

別のチームでは、患者が注文した包帯などの消耗品で、包装を解かないまま必要がなくなった品をナースステーションに保管しておき、必要が出た次の人に使ってもらうという取り組みをした。そういった品の代金はもともと保険で償還されるので、誰の金銭的なメリットになるわけでもないけれど、無駄にしないという精神でやっている。

ビュートゾルフは国内でも海外でも有名になって、ヒアリングとナース同行の希望者がひっきりなしだけれど、ナース同行を受け入れるかどうかはチームの決定次第。創立者でさえ、患者を訪問する際ゲストを同行させることをチームに命じることはできない。

チームあたり最大一二名が原則のビュートゾルフでは、既存チームで担当地域のニーズに応じられなくなると、数名が中心となって新たなチームを立ち上げる。その場合自分たちで適当な不動産物件を見つけてきて（よいケアに感謝した患者が割安で貸してくれることもある）、内装も自分たちで決めることになる。経費節約のために、夫たちを動員して無料でペンキ塗りをさせたり、自分たちの家で不要になった家具を持ち寄ったりもする。

本部による立ち上げの資金援助はない。六ヵ月程度は赤字になるけれど、収支にかかわらず勤務時間に応じた賃金が本部から支払われる。

オマハシステム

アカウンタビリティ（説明責任）を高め、システムをよりよいものに移行させていくために、ビュートゾルフ本部ではいくつかのシステムを検討した。その結果、一九七〇年代に米国で開発された地域看護活動の標準分類方式である、オマハシステムの採用を決定した。国際標準で、全人的見地に立ち、ケアマネージメントサイクルを通じて利用できることが、オマハシステムを選んだ理由だった。二〇一〇年から導入を開始して、数年のうちに全チームにこのオマハシステムが導入された。

オマハシステムは、患者だけではなく家族やコミュニティも視野に入れた、看護診断〜介入分類〜アウトカム評定からなる体系で、アセスメント、目標設定、ケアプラン作成、モニタリングをカヴァーする。日本でも一九九〇年代に紹介され、試験的に適用されたけれど、根づかなかった。

ビュートゾルフでは、紙と鉛筆で記入していたオマハシステムをIT化することによって、非常に迅速に記入・記録・分析できるシステムへと育てた。日本ではビュートゾルフジャパンが、ビュートゾルフを視察した看護の研究者や実践者が一般社団法人オマハシステムジャパンを立ち上げ、在宅看護領域での実用化に向けて活動している。

オマハシステムを活用したケアの品質管理は、日常の実践の向上だけではなく、ビッグデータの分析を通じて、エヴィデンスに基づくケアの研究、患者属性ごとのアウトカムに関する知見の共有も可能にする。最近ではオマハシステムの活用が、ケアの質を評価する指標のひとつとして各セクターや政府で認識されるようになり、専門職に対する信頼、アウトカムに基づく支払いに向けた政策的インパクトにもつながっている。

問題・介入・成果に関する数万人分のデータベースをもとにした、患者属性ごとのアウトカムに関する知見は、患者団体とも共有している。

ナースにとって、このシステムは最初はちょっと取っつきにくいようだけれど、多少の経験で、関係のある項目の選択をパッパッパッとタブレットに入力できるようになり、重宝しているようだ。

簡単には説明できないけれど、一部を紹介するとこんな感じだ。

問題分類方式の各段階

①四領域：環境、心理社会、生理、健康に関する行動

②四〇問題：看護診断項目（収入、役割変化、呼吸、家族計画など）

③修飾因子：家族、個人、健康増進、潜在的問題、不足／障害／現にある症状

④徴候／症状：「危険因子」に関する基礎知識を用いて、ナースは「潜在的に危険な問題」を同定。「徴候」では、専門職によって観察された、対象者の問題を表す客観的なことがらを記す

項目例

領域1：環境

01．収入（収入が少ない／ない、保険のきかない医療費など六項目）

02．衛生（汚れた居住場所など一〇項目）

03．住居（構造的に堅牢でないなど一三項目）

04．近隣／職場の安全（高い犯罪発生率など六項目）

05．その他

オマハシステムは、自分がかかわったケアをナースがエヴィデンスに基づいて振り返り、より効果的な支援のあり方を考えるうえでも有効とされている。

気は優しく力もちのIT

ITなしにビュートゾルフは考えられない。スタート時から、アート・レーフェリンクがITスペシャリストとしてビュートゾルフの進展に大きな役割を果たしてきた。ビュートゾルフのIT部門はECareという会社になっていて、ビュートゾルフの重要なパートナーではあるけれど、ビュートゾルフ外の組織もそのサーヴィスを購入することができる。

ちなみにビュートゾルフモデル自体も、真似たいところはどうぞ、というのが本部のスタンス。お金儲けのためにやっているのではない、というのがヨスの信念だからだ。ゾルフアクセントやアムステルリング・ワイクゾルフといった組織が、ITも含めてビュートゾルフモデルを取り入れている例だ。

ビュートゾルフのITはアジャイル、「軽足」なのが特徴。現場のナースが使いやすいようにし、とにかく現場で試してもらって、四〜六週間たったらフィードバックをもらって調整する。計画など立てない。シンプルに、だ。財務系は、サラリーのことと、生産性さえわかればOKという前提でやっている。

ビュートゾルフのITの中核は、すでに何度か出てきた「ビュートゾルフウェブ」。シンプルを決め手に、ケアのプロセスに焦点を当てて開発し、定期的にアップデートしている。タブレットが出まわるようになってから早い段階で、ビュートゾルフのナース全員にタブレットが配布された。データはセキュリティ管理のされたクラウド上に保存して、一切デヴァイスには残さないので、個人情報が洩れることはない。

ビュートゾルフウェブの守備範囲

- チームの業務管理（患者情報、関連文書、従業員データ、勤務時間登録、シフト管理、各チームの現金収支記録、業務計画、バックオフィスとのコミュニケーション、必需品の注文）
- 知識創造の場（事例やイノヴェーションを含むナースのナレッジ共有とディスカッション）
- チーム生産性の「見える化」（チームコンパス）
- ケアの「見える化」
- 本人と法的代理人はペーパーレスの患者記録を閲覧できる（法的代理人でないかぎり、原則的に家族にアクセス権はない）

ビュートゾルフウェブは、この組織のナレッジマネジメントの考え方を反映している。各ヴェテランナースは、経験に裏づけられた貴重な知恵をもっていて、全国に高い専門性をもったナースが点在している。そういった個人のナレッジとノウハウを、組織のものとして集約できる仕組みになっているのだ。

ナース同士のウェブ上のつながりは、けっこう強い。自分たちのチーム内では解決できない難しいケースに関して質問を投稿すると、ほかのチームからアドヴァイスや情報を得ることができる。たとえばそれまで直面したことのない疾病に関してであれば、たいがい二時間以内には答えがきて、ディスカッションが始まる。計画的なミーティングより簡単で迅速というのが使い手ナースの感想だ。

掲示板で多くのナースから話題にあがるテーマがあれば、そこからチームを超えたプロジェクトが始まることもあるそうだ。仕事とは関係ない、「娘に起きた大事件」のような個人的なことでも、打ち明けたいことがあれば投稿。このようなネットワークをナースは必要としているし、価値観の共有に欠かせない。

ビュートゾルフウェブの一部は、地域の家庭医もアクセスできる。

患者と家族との対話、家庭医や病院との情報共有、ヴォランティアや多職種協働の推進を目指して、ビュートゾルフウェブはさらに進化しようとしている。

チームコンパス

ビュートゾルフウェブには、各チームの生産性を表す「チームコンパス」のセクションがある。ここではチームメンバーの日々の記録をもとに、自分のチームのケア提供状況について、いつでも確認することができる。ほかのチームとの比較にも使え、チームの方針やモチヴェーションの材料にもなる。

チームコンパスには次が含まれている。
・チームあたりの患者数
・患者の属性分析（慢性疾患、認知症、フレイル〔虚弱〕高齢者、退院直後、ターミナルなど）
・患者へのケア提供期間の分布
・患者ひとりあたりの平均ナース数
・総労働時間に占めるケア提供時間の割合
・ケアの財源
・ケア終了時の患者満足度
・チーム機能の遂行状況
ちなみにチームの生産率メドは平均で六〇％。生産率とは、費やした時間のうち介護・看護報酬として請求できる時間の割合といっていいだろう。ほかの組織では七〇％以上ないと採算が合わないといわれているから、ビュートゾルフのナースは、比較的少ないストレスのもと、他組織より多くの（請求できない）時間を費やして、患者との関係や地域内のネットワークを築くことができることになる。

バックオフィス

ＩＴは、バックオフィスの「ヘリコプターからの眺め」を可能にしている。全体像はつかめるけれど、高すぎない距離で、着陸しやすいということ。

現場とのコミュニケーション以外に、請求事務と給与事務もITの出番。ナースは償還請求事務にまったくかかわらない。

コーチしてはいけないコーチ

ビュートゾルフにはチームリーダーとかチームコーディネーターはいないけれど、全国に二〇名のコーチがいる。

コーチは、新チーム立ち上げ時やチーム内に問題があったときなど、リクエストを受けてからチームを訪ねて、チームがみずから解決策に至ることを支援する。チームの力を信頼し、各チームの強みや熱意を見つけることから、コーチの支援は始まるのだ。

問題の予防・解決はコーチの任務ではない。希望に応じて、ほかのチームの例を伝えたりすることはあるけれど、コーチ自身がよりよいと信じる解決策があったとしても、口に出さない。各チームがみずから選択することを促すだけ。質問を投げかけることで、チームがビュートゾルフのミッションに照らして物事を考える方向に向かう手助けならする。後日、問題を乗り越えてチームがどのように成長したかの振り返りの支援もする。

コーチはエリアマネージャーではないから、チームを管理するわけではないし、チームのアウトカムに対する責任ももたない。明文化された職務規定はまったくない。

コーチになる人はコーチング力に基づいて選ばれるけれど、人間関係スキルに長けた、経験豊かなナースが務める傾向がある。ただしキャリアアップに位置づけられているわけではない。具体的な解決策など示さないから、コーチを呼んだチームでは「あんまり役に立たない」という感想をもつところもある。それはそれでよいのだ。各ナースの専門職としての知識、技術、職業倫理に対する信頼をまっとうするのが、ビュートゾルフの根本だから。

専門職のナースがみずからが考えた「地域ナースの専門性」「一人ひとりのリーダーシップ」を関係者全員が信じているので、チーム内に階層はまったくない。日常生活でさまざまなことを同時にオーガナイズしているように、仕事の場でも各ナースが自分の社会的スキルを活用すればよい、ということなのだ。ものごとをできるだけシンプルに。

コーチのもっとも重要な任務は、ヴィジョン共有の確認。つまり価値観の共有を促すことだろう。

もうひとつの玉ねぎ——価値観の共有

これはビュートゾルフのストーリーで通常姿を現す玉ねぎではないけれど、オランダ人社会学者ヘラルド・ホフステードは、「文化の玉ねぎモデル」を示している(図3-2)。ホフステードの文化の定義とは、「ソフトウェア・オブ・ザ・マインド」、頭のなかのソフトウェア。頭脳がどのようにプログラム化されているかが、文化なのだ。

「シンボル」は、同じ文化を共有している人々だけが理解できる特別な意味をもつ言葉やしぐ

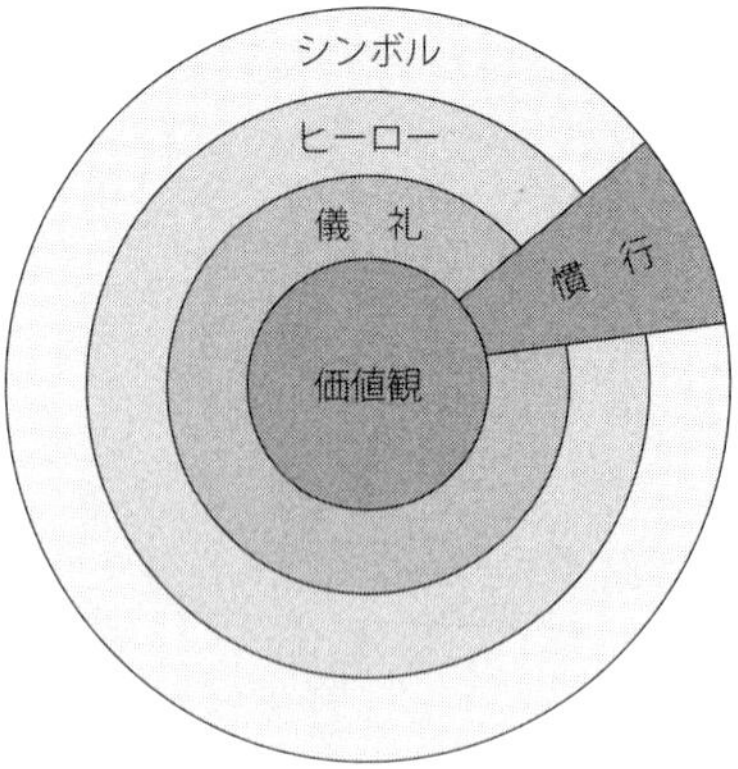

図3-2　文化の玉ねぎモデル
（ホフステード、1995）

さ、図、あるいは物。ビュートゾルフなら、テーマカラーである空色ブルー、とくにあのブルーの自転車バッグを連想する。また、「会議」と言わず「打ち合わせ」という表現を使うのも、ヒエラルキーともったいぶることが嫌いなビュートゾルフ文化の反映だろう。

「ヒーロー」は、その文化で非常に高く評価される特徴を備えていて、人々の行動規範になる人物。生きている人でも故人でも、架空の人物でもOK。ビュートゾルフの場合は、明らかにヨス。私はバックオフィスのホニーもヒーローだと思う。

「儀礼」とは、人々が集団で行うもので、目的に到達するための手段としては役に立たないけれど、その文化の人にとってはなくてはならないもの。儀礼は儀礼自体のために行われる。挨拶の仕方や尊敬の表し方、社会的儀礼や宗教的儀礼。今日では多くの場合、「会議」も儀礼。ビュートゾルフでは、仲間のバースデーを祝うことが儀礼に相当するかもしれない。

ここまでは目に見えるので、形式知と関係がある。

文化のもっとも深部にあるのが「価値観」。価値観とは、ある状態のほうがほかの状態よりも好ましいと思う傾向のこと（ただし望ましいものと現実に求めるものは別かもしれない）。ビュートゾルフの価値観には、参加型であること、自律志向、患者志向、全人的であること、「思いのマネージメント」などが挙げられるだろう。これは暗黙知と関係がある。

価値観が一番内側で中枢、もっとも変化しにくい。「慣行」と関係のある三側面（シンボル、ヒーロー、儀礼）は、外側ほど変わりやすい。

だから目につくユニフォームはそれほど重要ではないのだ。もっとも強い連帯感をつくり出すのは価値観の共有。ビュートゾルフでは、ビュートゾルフウェブ、ヨスのブログ、コーチとの接触などを通じて、価値観の共有を維持する努力を怠らない。

ないないづくしのバックオフィス

ビュートゾルフ本部には、管理者はいない、CFOはいない。頼まなくてもメディアが取り上げてくれるので広報部はない。新しいナース募集の必要はないし、チームごとに採用するので人事部もいらない。患者はチームと直接やりとりするから、コールセンターもない。中期計画なし、戦略計画ゼロ。

存在するのは五〇人弱の事務職員。フルタイム換算不明、誰もそんなこと知る必要ないと思っているからだ。これで約一〇万人の患者に対応する現場の約一〇〇〇チーム、約一万四〇〇〇人のナースを支援する。五〇人のうち経理は三人。同規模のほかの組織の経理は二五人程度だから、超スリムだ。

ナースが高く評価する、ナースのためのヘルプデスクならある。ナースは質の高い看護を提供したい、自分のスキルを高めたいという倫理観と力をもっていると組織全体が信じているので、間接部はナースが働きやすい環境づくりが任務だと思っている。

二週間おきに更新されるヨスのブログもある。毎回ナースたちの大きな反響があって、大勢が一定の考え方であることがわかると、それがビュートゾルフの新しい方向性になることもあるという。

そうそう、それからホニーの犬がいるし、一〇周年記念の年に引っ越した新本部オフィスには、まともな会議室ができた。

バックオフィスの目的は、信頼に基づく管理、最低限の事務、組織内のよいコミュニケーションと知識・情報交換のファシリテーション。間接費は八%と、業界平均の二五%と比べてグッと低い。財団（非営利団体）としての利益率は五%。

優等生ビュートゾルフ

ビュートゾルフは効率的だ、安上がりだ、よいケアを提供する、というお褒めの言葉が集中しているけれど、それはなぜかという理由を挙げてみよう。

効率的

・通勤時間が短い。平均一五分程度。

・会議時間が短い。原則的にミーティングは週一度のチームリフレクションのみ。

・事務作業が少ない。記録・報告は直接タブレットに入力。患者宅で用紙に記入する内容は最低限。

・必要なことしかしない。通常、バイタルはとらない。患者自身でできることには手を出さない。

・病欠率が低い。以前は二%程度で、業界平均五・八%の半分以下だったけれど、二〇一六年は五%で、平均をやや下回る程度になってしまった。理由は不明。

・報酬の単価が高い。相対的に複雑なケースがくることが理由。時間あたりの料金は高くても、ほかの組織と比べてケア提供時間が短くてすむので、社会にとってはメリット。

・平均ケア期間が短い。平均で七七日。ベンチマーク平均は一四三日。

・レヴェルの異なる看護師の効果的な組み合わせ。原則的に各チームには三レヴェルのナースがいる。オランダでは介護・看護は一貫した教育・資格制度だけれど、介護士ではもっとも高い資格（レヴェル3）で一定の看護もできる「ヘルスケアワーカー」だけが採用され、レヴェル4と5の看護師とミックスされる。リハビリ職が加わるチームもあるけれど、チーム全員が「ナース」と称されている。

安上がり

・人件費が安い。サラリーは資格・勤務年数に応じて団体交渉で決まる額に、ほんのチョッピリ上乗せ。同資格であればどこの事業所もほぼ同額なのだけれど、そのほんのチョッピリ差が、ナースにはとてもうれしいとのこと。初期段階での失敗や低い生産性を考慮すると、中等専門学校レヴェルの人材の募集と選択には、フルタイム換算で五万六〇〇〇ユーロかかるとみられている。ビュートゾルフでは高くみても二万一五〇〇ユーロで済んでいる。

・介護・看護を機能別にしないのでコーディネートの必要がない。

・人材の募集活動、広報活動をしない。

・離職率が低い。

・各ナースの生産性が高い。

・支払い請求方法がシンプル（時間あたりの正規の請求額は看護七六・〇二ユーロ、介護五一・三五ユーロ、ガイダンス五五・三四ユーロだけれど、交渉の結果ビュートゾルフは一時間五七ユーロで統一できる）。

・ITの効果的な使用。

・スリムな間接部。

・各チームの創意によるコスト削減。

・支払い請求トータル額が低い。承認された看護・介護時間の三八％（二〇〇八年度）のケアですんでいる。ほかの組織の平均請求率は七〇％程度（推定）。

よいケアを提供する
・患者ひとりあたりのケア提供時間が少ない。
・ケア提供期間が短い。
・予定されていないケアが少ない。

上記が成功の要素になっているわけだけれど、もっとも重要な点は、ビュートゾルフで働く人たちには、ケアの理念が各自の内面から外に向かっていて、それを共有していることだろう。それがつまり価値観を共有しているということ。次に専門職としての高いレヴェル。それから組織全体がフラットなネットワーク型で、相互支援がよく機能していることだと思う。

関係者はビュートゾルフ・ナースをどう評価しているのか

従業員と、ビュートゾルフと関係をもつ患者は、各セクターのなかでもっとも高い評価をビュートゾルフに与えている。患者以外のステークホルダーの評価も高い。

患者の感想
・患者に対する関与度と関心度が高い。
・心遣いがある。電話をかけて事前に訪問を知らせてくれる。「この時間でいい?」「何かあればすぐ電話をかけてね」など声をかけてくれる。

・フレキシブル。希望の時間帯にきてくれる。自宅で最期を迎えるために親が急に退院して帰宅したら、週末だったので必需品のレンタル店が開いていなかった。けれどビュートゾルフのナースはすぐ家に来てくれただけではなく、顔見知りのホスピスから必需品を借りてきてくれたし、葬儀屋のアドヴァイスもしてくれた。

・チーム内での連絡がよく、融通をきかせるのがうまい。仲間・家庭医の書いた報告でわからないことがあれば、すぐ電話で確認する。可能なかぎりすべてその場で解決してくれる。家庭医に直接連絡するので、自分たちでしなくてよいのが助かる。

・プロ。質の高い報告。約束を守る。安心感がある。

・高い信頼感をもてる。小チーム内でも、定められた担当者と副担当者がいて、できるだけ同じ人たちがくる。ケアの要請を真剣に受け取っていると感じる。

・自立を支援してくれる。自立できるようになる。自分自身のケアのニーズをよりよく理解できるようにしてくれる。患者がケアの主導権をもっていると感じさせる。

家庭医はビュートゾルフの重要なパートナーで、家庭医からの推薦でくる患者も多い。同じ健康センター内に家庭医診療所とビュートゾルフのナースステーションが入居していることもあるし、家庭医と専用のホットラインを敷くチームもある。お互い顔がよく見えて、直接のやりとりがしやすいと思っている。

そのような信頼関係があるので、手続き上は家庭医の許可あるいは処方せんがあって初めてできることも、ナースがその場で対応して後日必要なペーパーを家庭医からもらうというように、融通をきかせあえる関係となっている。

家庭医の感想

・よいパートナー。
・連絡がとりやすい。
・ケア判定センターとのやりとりが簡潔になる。
・予定外のケアが少ない。
・患者の評判がよい。
・専門性が高い。カウンセリング力や豊富な専門知識をもち、創傷ケア、褥瘡ケアなど特定の分野で高度な看護技術をもっているナースがチームにそろっている。
・問題解決能力に優れている。
・チームワークがよい。

地方自治体の感想

・社会支援法（WMO）範疇内でのソリューションを得ることができる。
・WMOのインフラについて経験をもっている。

・長期ケア法（WLZ）と福祉につなげてくれる。
ナースのビュートゾルフ観
・専門職としての本来の仕事を（再び）行うことができる。
・責任感をもって働ける。
・仕事からエネルギーを得ることができる。
・創造力を発揮することができる。
・病気になりにくい。
ちなみに私自身は、看護師の自律性を尊重して、コーチも含めて、本部は口出しをしない！これがビュートゾルフのもっともすごい点だと思う。けれどナースたちは、自律以上に大切なのは、お互い信頼できるというチームスピリットだと口をそろえる。

ビュートゾルフグループの広がり

オリジナルの在宅看護・介護のビュートゾルフに加えて、現在次のような組織がグループ内にある。

・ビュートゾルフ・プラス（Buurtzorg＋）：理学療法士、作業療法士あるいは言語療法士がチームに加わる
・ビュートゾルフ・ディンステン（Buurtzorg Diensten）：家事援助
・ビュートゾルフ・ヨング（Buurtzorg Jong）：青少年対象
・ビュートゾルフ・ティー（Buurtzorg T）：精神疾患患者対象
・ビュートゾルフ・ペンション（Buurtzorg Pensioen）：ショートステイ
・ビュートゾルフ・ハウス（Buurtzorg huis）：ホスピス
・ビュートゾルフ・クラーム（Buurtzorg Kraam）：妊娠出産支援

ほかにも計画中のものとして次のふたつがある。

・ゾルヘロース（Zorgeloos）：予防と運動と食生活を強調する健康保険会社を設立する予定だったけれど、新保険会社としての参入のハードルがあまりにも高いため、二〇一七年一〇月に作戦を変更して、健康保険を共同購買する協同組合を設立することにした。準備中。
・ビュート・クリニック（Buurt kliniek）：家庭医と共同で開発する。地域ナースのチームに加えて、家庭医をはじめとするプライマリケアの多職種が、より一体的にビュートゾルフモデルに基づいて協働するというヴィジョン。予防に力を入れ、一方でベッドももって、病院機能の一部を代替。病院と敵対するのではなく、患者にとっての「最良の解決策」を求める。

いったいビュートゾルフに問題なんてあるのだろうか?

過労

創立者のヨスは、「働きすぎ」がビュートゾルフの問題ナンバーワンだと語ったことがある。彼自身オランダ中、世界中飛び回っているけれど、ナースがあまりにも患者志向で働きすぎる傾向があるとヨスは心配する。限られた期間、過剰に働く必要があるかもしれないけれど、それが継続的になると、ナースの健康に悪影響を与えるとヨスは思っている。

ナースたちがタブレットをもつようになってから、働きすぎる傾向が強まったそうだ。ビュートゾルフウェブを見て、ほかのチームの質問に答えたりしていると、あっという間にプライヴェートの時間がつぶれてしまうと話したナースもいた。けれど自律がモットーの組織だから、ヨスが直接口を出すことは許されないのだ。

合併症

二〇一六年はビュートゾルフにとって厄年だったといえるかもしれない。

政府の依頼もあって、倒産したオランダ最大の在宅ケア組織TSN（従業員数一万、患者数四万）を吸収したけれど、後日批判の声が出たし、異なる方針で展開してきた大組織を吸収するのは決して簡単なことではないだろう。

にっくき保険会社

二〇一五年から新医療制度が導入されて、以前は特別医療費補償法でカヴァーされていた範囲の一部が保険会社によってカヴァーされることになり、各保険会社との交渉範囲がさらに広がることになった。保険会社は前年の業績をベースとして絶対額で上限を設ける。急激に増加した患者にも対応したため、理論的には償還してもらえない額が二〇一六年度は約一億ユーロになることが判明した。

保険会社はすべての被保険者にケアを提供する義務がある。ビュートゾルフはよいケアを提供するので、大勢の患者が来たためにソンをするという、おかしな話なのだ。上限の水準となった前年の患者数の増加分に対して一部の保険会社は部分的償還を認めたけれど、二〇一七年一〇月の時点でまだ認められていない額が残っている。過去一〇年間同様の問題があって償還されない額が毎年あったけれど、規模が拡大したのだ。

なぜ、法人税？

予期していなかった二〇一六年度法人税二五〇〇万ユーロも、二〇一七年になって降りかかってきた（額は未確定）。非営利である財団には法人税が免除されるけれど、その適用のためにはビュートゾルフの場合、活動の九〇％以上がケアでなくてはならない。海外展開を含むイノヴェーション活動のために設立した有限会社のお金の流れと、財団のお金の流れの組み合わせに問題があったのだ。税務署との長い交渉の結果、財団にお金を戻す、既存の会社を解消するなどの相当な是正措置を条件に、二〇一八年二月にようやくこの問題は解決した。

かっこいいけど、むずかしい海外

二八ヵ国で何らかの形でビュートゾルフモデルが導入され、イギリス、スウェーデン、チェコ、アメリカ、日本、韓国、台湾、中国等にプレゼンスをもつようになった。けれど海外での進展は、オランダ国内のように順調ではないようだ。

創立者ブルース

スピーカーとしてヨスは大もてで、世界中から声がかかる。けれど、健康への悪影響とか法人税という形でしっぺ返しがくるとすれば、要注意だ。

よく外部者が心配するのは、創立者のカリスマに依存しすぎているのではないかということだけれど、この点については内部の人たちは心配していない。ヨスがヴァーチャルプラットフォームなり会議で見解を示すと、従業員は真剣にそれを受けとめ、共有する価値観となる。そういった意味で、創立者が重要な推進力となっていることを従業員は認めているけれど、仕事をするにあたって、誰もヨスに依存しているとは感じていない。ヨス自身も従業員が彼に依存すべきとは思っていない。このような距離があるから、組織の継続は心配ないようだ。

けれど創立一〇周年を迎えた前後のヨスのストレスは大変なもので、二〇一七年には心筋梗塞で入院し、退院後長期ヴァカンスをとってウォーキング旅行をしたそうだ。

医療制度イノヴェーションのモデルとしての認識

ビュートゾルフは「移行プログラム」に参加している。これはオランダの長期ケア制度の革新を目的に、組織的ケースと社会福祉的ケースを組み合わせた、オランダ・ヘルスケア機構（NZa Nederlandse Zorgautoriteit）のプログラムだ。社会福祉的ビジネスケースというビジネスモデルの開発も視野に入れている。

一般に政府はビュートゾルフを、医療・在宅ケアにおける新しい働き方の試験場とみている。ビュートゾルフは健康保険会社、ケアオフィス、自治体、健康・福祉・スポーツ省と定期的にコンタクトをとって、政策・財政に影響を与える努力をしている。ケア判定センター（CIZ）には、実質的なケアを基準として介護度を定めることを求め、家庭医・地域看護師のほうが判定に適していると訴え、一部実現もした。

ビュートゾルフは予算の増加とか削減を求めているわけではない。プロダクション（出来高）ではなく、人間志向で、アウトカムに目を向けるべきだと説いているのだ。地域ベースでソリューション志向のアプローチ、専門職にみずからの責任で効率的に組織する権限を与えることを求めている。

長期的な効率を得るには、持続性のある、体系的なソリューションが必要だから、介護度判定の方法、ケア提供の契約、ガヴァナンスなどに関して新たなルールを作り、それがこのセクターに責任あるかたちで浸透するだけの時間を与えなくてならない。個別ケア、複雑なニーズをもった患者に最良の解決策を提供するには、現場に最大限の裁量権を与える必要がある、というのがビュートゾルフの主張だ。

考える人、ヨス

ビュートゾルフの創立者ヨス・デ・ブロックというと、理想をもったナースであるとともに、カリスマ的ビジネスマンというイメージが強いけれど、彼は現代オランダの優れたthinkerでもある。彼が確立させたビュートゾルフ思想は、各国の研究者が取り上げている。もともと彼はフランダース地方で教育を受け、哲学も学んでいた。

野中郁次郎

ビュートゾルフを立ち上げるにあたって、ヨスに影響を与えた人物は数名いるけれど、その筆頭が、SECI（セキ）モデル（図3－3）組織的知識創造プロセスの「ナレッジマネージメント」大家、野中郁次郎。ヨスはわざわざ彼に会いにいったこともある。

後述するシャルダ・ナンドラムによって、"Management by Belief"「思い」のマネージメント（西村周三訳）といわれるようになるセキモデルは、暗黙知の内面化、共同化、表出化、連結化の常に循環する四段階で構成されている。内面化された自分の暗黙知を語り、ほかのメンバーと共有する共同化。ほかのメンバーと語りあって気づいたことを自分の言葉で語り、自分の思いをコンセプトに高めていく表出化。そのコンセプトを周囲の同僚に話して確かめ、さらに膨らませていく連結化。それを実践して再度反省し、暗黙知を得る内面化に戻っていく。

専門職であるナースは常にこのプロセスをふんでいるというヨスの信念が、ビュートゾルフの出発点となっている。

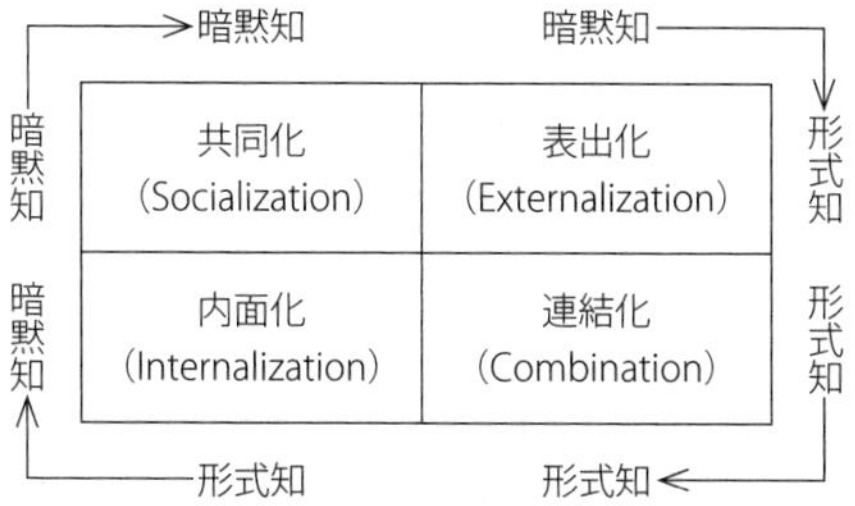

図3-3　SECIモデル（野中、1996）

リカルド・セムラー（Ricardo Semler）

ブラジル人のセムラーは、二一歳で破産寸前だった父親のエンジニアリング会社のCEOとなって、会社を盛り返し、拡張するのに成功した。徹底的に現場の自律を尊重し、好きなことをやるのがプロという考えをもった経営者。管理者などいらない、戦略、中期計画、マトリックスといった類はすべて無用という、シンプル経営の信奉者でもある。彼の著書の日本語版のタイトルは、『セムラーイズム―全員参加の経営革命』（新潮社）『奇跡の経営―一週間毎日が週末発想のススメ』（総合法令）。

ヨスの現場自律尊重と、必要ないことはしないという主義の徹底は、セムラーからインスピレーションを得たようだ。

ベン・ヴェンティング（Ben Wenting）とアストリッド・フェルメール（Astrid Vermeer）

このふたりはビュートゾルフのパートナーとして位置づけられているけれど、ＯＩＭ（Oplossingsgerichte Interactie Methode、英語ではSolution Interaction Method）訓練をビュートゾルフで行っている。これは原因の追及、分析などをせずに、ひたすら解決策に達するための対話と意思決定を行う方法。ヨスのシンプル思想にもマッチする。

ビュートゾルフを理論化した研究者たち

フレデリック・ラルー（Frederic Laloux）

二〇一三年のギャラップ調査（アメリカ世論研究所による世論調査）によると、アメリカの従来型のピラミッド的ヒエラルキー組織では、働いている人たちのたった一三％のみが仕事にエンゲージ感（参画意識）をもっていると答えた。八七％はあまりエンゲージ感がもてないか、まったくエンゲージ感がもてない。意欲のない働き手の生産性は当然低くなりがちだし、イノヴェーションなど生まれてこない。

大量生産のような単純な状況ならピラミッド組織は効果的かもしれないけれど、今日の複雑な環境では、トップはすべての面を把握できない。ネットワーク社会になりつつある今日はネットワーク型組織の時代だと信じたラルーは、すでにこの方向に踏み出して成功している一二企業を調査して、その共通点を抽出した。ビュートゾルフも彼の調査の対象となった。

Reinventing Organizations（『ティール組織』英治出版）という本でラルーは、新タイプの組織の共通点として、「スリムで機動的」「自己管理型」「全人的」「発展的な目的」「決定権の分散」「弾力的な組織」を挙げた。
成功している組織では、ステークホルダー間の利害のバランス、関係者のエンパワーメント、価値観の共有とエンゲージメントがある。運営はフレキシブルでシンプル。三〇年先のヴィジョンをもって、翌日の計画を立てる。状況は常に変わるので、「中期戦略」など意味がない。「管理している」という錯覚は、誰もがきれいさっぱり捨てている。

シャルダ・ナンドラム（Sharda Nandram）

シャルダは長年にわたってビュートゾルフを専門的に研究している、ナイロダビジネススクールの准教授。彼女は「より高邁な目標設定」「顧客に寄り添う」「細かい気配りの職人技」「組織内ヴェンチャーとチームの自律性」の四点をビュートゾルフの特徴とした（西村周三訳）。

ビュートゾルフモデルを基盤に、シャルダは「シンプル化統合論」を打ち出した。組織の複雑性は、組織のディスインテグレーションをもたらす。この場合ディスインテグレーションとは、バランスが欠けることによる、あらゆるタイプの無駄のこと。たとえば時間の無駄とその他リソースの無駄、組織とそこで働く人たちの間の動機や価値観のギャップも無駄に相当する。

インテグレーションは、共通の目的あるいは高次の目的によってまとまることを指す。その組織に属する人たちの既存の利益・関心事と、組織の既存のリソース、価値システム、管理方法に整合性がある状態のこと。ディスインテグレーションを回避し、インテグレーションをもたらすには、プロセスをシンプル化することが有効。ビュートゾルフでは、シンプル化インテグレーションプロセスの次の原則が反映されている、とシャルダは説く。

- ニーズ原則：必要なければしない。ニーズと実際の慣行の振り返りによって、慣れたやり方をリセットすることもある。質問することによって、必要なことの識別とアセスメントをするプロセスがある。
- 再思考の原則：内省。自分の行動を顧みて、改善できる点があれば改善する。感知している内容の振り返り。新しいアイディアが生まれるように考え方をリセットすることもある。異なるタイプの情報源がヒントにつながることによって、現実の感知を再構築する必要が出てくることもある。ナース間、ナースと患者とのインタラクションから学んでいく。
- 常識原則：わからなければ、常識で考える。リソースの再配分という結果になるかもしれない。
- 機敏性（agile）原則：個人としても、インタラクションにおいても、変化に順応できる。シンプル化インテグレーションの組織は、市場において新しい状況に順応しやすく、新サーヴィスのイノヴェーションがある。従業員のコミットメントと高い生産性があるので、適応に成功するというのが、シャルダの主張だ。

これらビュートゾルフの特徴は、ポジティヴヘルスの洗礼を受けた組織やプロジェクトと共通しているところが多い。ビュートゾルフがポジティヴヘルスの主要な支援者となったのは、よく納得がいく。

ビュートゾルフは一〇年あまりの経験を積んでいる。ということは、これから拡大していくポジティヴヘルスコミュニティにとっては、パイオニアで先輩。さまざまな組織がビュートゾルフからノウハウを学び、インスピレーションを得て、ポジティヴヘルスネットワークに加わっていくことだろう。

4章　ポジティヴヘルスと国家政策

なぜポジティヴヘルスはウェルカムだったのだろう

オランダの医療制度に対して最初に本格的な革命ののろしを上げたのは、ビュートゾルフだった。けれど、最新医療テクノロジーと新薬にヘルスケア予算の大きな部分が費やされ、患者が全人的にとらえられていないこと、連帯の意識が薄れて保険会社の影響が強くなってきたこと、それに複雑で重複する医療関連の事務手続きに対する不満なら、医療従事者だけでなく、一般市民だってもっていた。政府は政府で、上昇率は下がったといっても、年々増加するヘルスケアのコストをどうにかしなくてはならない、という深刻な懸念があった。そういった状況の改善を狙った民・官のイニシアティヴはあることにはあったけれど、点として存在するだけで、全体を統一する思想も政策もなかった。

そこにポジティヴヘルスが登場したのだ。ポジティヴヘルスはあくまでもコンセプトで、定めごとなぞない。従来のヘルスケア制度にわだかまりを感じていた者やすでに行動をとりはじめていた団体は、それぞれポジティヴヘルスに共鳴する要素をみつけて、最初の支持者となった。

上昇する医療費に対する政府の作戦とは、「ケアを身近にもってくる」を看板に、ヘルスケアの責任の大きな部分を地域、つまり市町村に移管することだった。

国が保険者の時代と比べて予算は二五％減とはいえ、権限が飛躍的に強まることを自治体は歓迎し、裁量権の拡大を条件に受け入れた。自治体間にバラツキがある、医療従事者にとってむしろ事務処理が増えた、経験のなかった自治体のノウハウは不十分といったマイナス点を抱えながらも、ケアは否でも応でも二〇一五年からさらに地域（自治体）レヴェル中心となった。

地域レヴェルのケアは、一般にポジティヴヘルスにとってよい土壌だとみなされている。ポジティヴヘルスはある意味で脱医療化だけれど、ヘルスケアと予防、福祉の融合というのが最初の具体的な動きで、このアプローチはとくに市町村レヴェルで実現しやすかったからだ。

次の制度のヴィジョン

ポジティヴヘルスの進展に関してオランダで特徴的なのは、コンセプトが紹介された段階から、政府が後押しをしていることだ。予算上昇抑制になる「自助・互助」政策の裏づけとなる思想だから、もっともなのだろうけれど。

もともと新しい健康の「定義」としてポジティヴヘルスが発表されたのも、ZonMW（オランダヘルス研究・ケアイノヴェーション機構）という機関が主催した二〇〇九年の国際会議が母体だった。ＺｏｎＭＷは、おもに健康・福祉・スポーツ省の委託調査に資金を拠出する機関だ。

ポジティヴヘルスの提唱者マフトルド・ヒューバーは、ＺｏｎＭＷとの関係を保ちながら、健康・福祉・スポーツ省の諮問機関であるオランダケア機構（ＺｉＮＬ）の「ケア専門職と教育におけるイノヴェーション委員会」（以下「イノヴェーション委員会」）の委員になった。二〇一七年までにこの委員会は、いくつかポジティヴヘルスの血を分けた報告書を発表したけれど、そのうちふたつの報告書ではとくに、明らかにポジティヴヘルスの概念が中核となっている。

現ヘルスケア制度における原則的な分類は、ゼロライン（福祉、予防、セルフケア）、プライマリケア（一次ケア、地域・在宅ケア）、セカンダリケア（二次ケア、専門医と総合病院）、テトラリケア（三次ケア、大学病院）だ。二〇三〇年に向けて、現在の分類制度を変え、市民のニーズを四種に分類して対応する「ＡＢＣＤモデル」の導入をこの委員会は説いている。以下は二〇一五年度報告書「新しいケアとケア専門職に向けて──その輪郭（Naar nieuwe Zorg en Zorgberoepen: de Contouren）」から。

A：プレケア

全オランダ居住者を対象として、教育、職場、地域、ヘルスケアを含むさまざまな領域が統合された形でかかわりあいながら、健康な生活を促進する。集団と個人レヴェルで、健康を保護・増進し、疾患の予防、健康リスクに対するレジリエンスの促進を行う。

・〝揺りかごから墓場まで〟の予防
・PLOD（Persoonlijk Leef & Ontwikkeldossier：「私の生活・成長記録」という電子健康記録）の活用
・焦点は、本人の機能向上と社会参画
・職場、学校、住宅、治安、インフラ、社会保障などに関係する、コンテクストを形成する組織との連携
・ケアと福祉の連結

B：地域ケア

ケアが必要であれば、できるかぎりセルフケア、互助、地域内のリソースで対応する。住宅公団なども巻き込む。

テクノロジーは重要。デジタル情報を幅広く利用する。「地域スナップショット」を定期的に更新して、地域で何が必要か確認する。

必要に応じて、専門職による支援・医療をアヴェイラブルにする。アクセスしやすく気軽にコンタクトできる窓口、専門家によるセーフティネットを設置する。
・PLODの活用
・テクノロジーを最大限活用（携帯電話利用のモバイルヘルス、テクノロジーを利用した家庭内補助品、ロボット利用など）
・社会福祉サーヴィスのハブ

C：低度複雑から複雑なケア

低度複雑から複雑なケアとは、基礎ケアと専門ケアのことで、急性の症状に対するケアと、ケアのインプットとアウトカムが高いレヴェルで予測できるケアを指す。医療的介入開始前に、十分に状況を把握し、ガイダンスを行う。本人が機能できるようになることが前提。何ができるかではなく、ニーズに応じたケアを提供する。このケアにおいてもテクノロジーは重要で、医療面だけではなく、コミュニケーションと情報面で重要な役割を果たす。

・ＰＬＯＤの活用

・統合された多職種間・専門職間ケア、ジェネリックと特定ケア

D：高度複雑なケア

高度複雑なケアとは、非常に複雑な医療的介入で、必要とされるケアのインプットの量・質と成果の予測性が低く、診断と観察に応じて継続的に医療的関与が調整され、大きな健康リスクが関連するケースのケアを指す。高度複雑なケアは、集中された形で行われる。ここでも「機能できるようになる」が前提。

・ＰＬＯＤの活用

・統合された多職種間・専門職間ケア、特定ケア

多職種協働型チーム

二〇三〇年以降の重要なトレンドを考慮しながら、イノヴェーション委員会は、二三の市民プロフィールを作成した。プロフィールの例としては、「問題なし」「ひとつかそれ以上の慢性疾患」「機能力の問題と慢性疾患」「高度複雑な問題、精神的疾患、機能力の問題、慢性疾患」がある。各プロフィールをAからDに振り分け、共通点に応じてさらに六つのクラスターに分けた。

二〇三〇年には、市民の大部分が複数の問題・症状をもち、複数のケア領域とかかわることになるのは明らか。市民としてのコンテクストの複雑度と患者としての複雑度によって、その人の機能を回復あるいは増進させるために、異なる領域にまたがるケアが定まる。

それを実現するために、多職種で構成されるチーム協働による、ケアパッケージ制度が導入される。患者もチームのメンバーとなり、可能なかぎり主導権をもつ。本人がそれを果たせない場合には、交代可能なチームディレクター（活動の振り分け役）が支援する。ケアのニーズに応じてチーム構成が決まるので、構成あるいは場所が変わることがある。

ケア専門職の大部分はジェネラリストで、先ほどのA～B～CとD間を移動する。人数としてはわずかなケア専門職だけが、Dの高度複雑なケアに特化する。

ケア従事者は、「本人の機能を回復あるいは増進するには、何が必要か」を前提に活動する。どのケア従事者も、ネットワーク構築能力、テクノロジー能力、社会的スキル、コンテクスト理解力といった一般的能力を一定程度もっていなくてはならない。さらにすべてのケア従事者は、ケアのデスカレーション（縮小化）ができなくてはならない。つまり専門職によるケアは、常に市民の自立、あるいは可能なかぎりの自立を目指し、その人自身の生活環境での機能を可能にすることに焦点を当てる。医療的介入後、あるいは一時的な施設入所後のケアは、自宅に戻れるようにするため。チームには、慢性疾患、複数疾患、機能力の問題、精神的な症状に対応できる能力がなくてはならない。

ヘルスケア力の継続性

専門職によるケアの将来は、常に変化する市民の機能とケアのニーズに、動的な対応を継続的に行える力にかかっている。市民の観点からこのケア力の継続性モデルをみると、異なるけれど重複するケア領域にかかわることになる。またこのモデルは、異なるチームのケア従事者が、異なるケア領域で協働する可能性も示している。

イノヴェーション委員会の狙いは、揺れ動くニーズに対応できるケアパッケージを提供することによって、今日の分断されたケア提供のやり方を変えること。そのためには、新しいタイプの教育によって実現できる新しい作業の仕方と、今までとは異なる能力が、ケア従事者に求められる。

新しい学び方と新しい教育

以下はイノヴェーション委員会の二〇一七年度報告書、「もうひとつの見方、学び方、やり方—デジタル時代における境を超えたケアと福祉の学習と教育（Anders kijken, anders leren, anders doen: Grensoverstijgend leren en opleiden in zorg en welzijn in het digitale tijdperk）」から。

もうひとつの学習

市民の機能力、レジリエンスと自己主導を中心としたケアでは、ケア従事者が必要なツールを有しているだけではなく、市民自身もツールを有していなくてはならない。

市民は若いときから、学ぶ力と健康に関する能力を養っていく。自己ケアと相互ケアに加えてケアが必要な場合、まずは自分のネットワークを通じて支援を得る。このアプローチでは、一般市民もケア従事者も、初等・中等教育から十分な学習能力を身につけていなくてはならない。ケア従事者が身につけなくてはならない能力とは、専門分野での能力、協働能力と学習能力。

もうひとつの専門能力

市民の機能力、レジリエンスと自己主導を実現可能にすることが、すべてのレヴェルにおけるケアと福祉教育の目的になるとすると、ケアと福祉が結びつく生体心理学的なモデルが前提となる。

協働能力は、実地と教育の場の両方で学ぶことになる。すでにヘルスケア分野の教育では、初日から実地訓練が行われ、実地に教育がもちこまれるようになっている。また急速に変化する現実に対応するために、初期教育後の教育と生涯教育を強調して、生涯を通じてケア従事者としての能力を保持していくことを可能にしなくてはならない。

日に日に知識は老朽化する。チーム、組織、ネットワークとして継続的に共に学び、常に変化するケア・支援のニーズに対応できるようにしなくてはならない。これはとくに劇的に発達するテクノロジーに関して必要となる。学術、教育、現場と政策は、連携することによって、知識を共有し、イノヴェーションを促し、スピードアップさせる。透明なプロセスとフィードバックで責任の所在を明らかにすることができる、新しいタイプの指導力と監督が求められる。

すでに正しい方向に向かっての動きがあるが、法的な障害を取り除き、全国的な枠組み内で、相互調整された体系的な活動が必要。これが実現できれば、多くの革新的なイニシアティヴがまとまっていき、範囲を広げることができる。

ケア・社会福祉とその長期教育計画

この計画では、ケアと福祉の協働枠組みの合意と実施のための方策、教育、監督、資金調達を明らかにする。大切な点は、すでに市町村・州レヴェルで実施されているイノヴェーションの例を前提として、それを強化していくということ。この計画では、既存の教育分野間と教育と労働間の境を取り除くことが前提となる。

イノヴェーション委員会は、「ケアパクト」に基づく地域レヴェルの新しい試みを提案し、それがフリースラント州、アムステルダム市・アムステルヴェーン市、ロッテルダム市、ヘーレン市で行われることになった。「ケアパクト」とは、教育機関、さまざまな組織、そして地方自治体間の協働を促進する合意。これら新しいアプローチを実験するプロジェクトは、インキュベーターと呼ばれる。インキュベーターではボトムアップのアプローチが採用され、地域に適した多様性に富んだものになる。

そこのけエヴィデンスベーストプラクティス

イノヴェーション委員会の報告・提言は、そのまま国の政策になる可能性が非常に高いけれど、この委員会以外で政策に大きな影響を与えるのが、政府と議会の諮問機関である国民健康・社会評議会（RVS：Raad voor Volksgezondheid en Samenleving）だ。

この評議会は、二〇一七年、相当に脱医療的、ポジティヴヘルス的な医療に関する報告書をいくつか発表した。なかでも六月に出た「コンテクストなしに証拠なし―ケアにおけるエヴィデンスベーストプラクティスの幻想（Zonder context geen bewijs: Over de illusie van evidence-based practice in de zorg）」は、大きな反響を巻き起こした。「せっかく築き上げた科学的なアプローチを失ってはいけない」という、学術界・医療者の批判的な声が大きかった。以下はこの報告書から。

エヴィデンスベースドプラクティス（EBP）は、専門職の処遇に学術的な裏づけを与えることに主眼をおいているが、一九八〇年代にEBPが導入されると、医療界のガイドライン、質に関する指標、ケアの量の標準化が促進された。それまでの専門職界のコンセンサスに対する信頼は、統計に対する信頼にとってかわられた。保険業界、政府機関、監査役というように、医療の世界の外にもEBPの概念は浸透していった。ケアの世界では、EBPの影響のもと、外部の基準に基づく責任ある説明、透明性、標準化、統制が支配的な原則となった。

EBPはたしかにケアの質と安全性を改善したし、科学的な調査結果を現場への勧告に反映する方法も開発された。

しかしEBPにはマイナス面もある。それは、EBPから発生する知識は、現実を縮小してしまうということである。ケアとは、一定のコンテクストのなかに存在する、よいケアを求めるニーズに応えるべきもの。EBPの本質的なリスクは、患者別・状況別に行うべきで、常に変転する患者志向のよいケアを、実証できるものだけに圧縮してしまうことだ。

EBPは、標準化された状況に基づく、計測可能なことだけに限られていることが、もうひとつのマイナス点である。ケアの種類によっては、EBPで調べることはできない。EBPによる知識は普遍的な性質をもつものであって、専門職に従事する人間や、人間としての患者とまったく関係がない印象を与える。現実の多様性、知識は常に個々の人間と結びついているということが無視されてしまうのだ。臨床的なノウハウや患者の好みに関して、EBPは対応しない。

三点目のEBPの難点は、これによって、専門職のガイドラインとそれに基づく品質基準自体が権威となってしまったことだ。ガイドラインや指標というのは、注意深く適用しなければ、現場でよくないケアが標準化される可能性すらある。とくに、機能別に細分化されたケア、政府機関や健康保険会社・懲戒委員会が課したEBP原則、ケア従事者が高いストレスを感じる労働環境などにそのような恐れがある。そうなると、提供されるケアは、EBPによって調査できる範囲に傾いてしまうであろう。この方法が適用しにくいケアや商業的なメリットのないケアは、無視されてしまうことになるのだ。

したがって、よいケアのベースはエヴィデンスにあるというのは、幻想にしかすぎない。すぐれた患者志向のケアには、外部によってもたらされる知識とならんで、EBPが十分に活用できないほかのタイプの知識も必要なのだ。それは臨床的な知識であり、現場の知識、患者から発生する知識で、患者の生活環境や好み、ケアが提供される背景というような、尊重すべきコンテクストである。ケアの決定は、特定のコンテクストのもとで、特定のニーズをもつ人間に関してなされるべきである。ケアの提供とは、さまざまな知識源を凝縮した一種の試験であって、そこには本質的に不確かさがかかわる。不確かさは回避するものではなく、むしろ包含すべきものとしてとらえるべきだ。

ケアには不明瞭な側面があること、EBPには短所があることを考慮したうえで、国民健康・社会評議会は、「証拠に基づく医療」ではなく、「コンテクストに基づく医療」を勧める。「コンテクストに基づく医療」は、継続的に共に学び、共に改善していくプロセスを意味する。そのためには教育、研究、監督の場で、今までとは異なるアプローチが求められる。

患者ケアでは、患者のコンテクストに応じて調整された、患者と医療者の共同決定がなされなくてはならない。ということは、医療者は情報を発信する以上に、患者が語ることに耳を傾けなくてはならない。患者支援は、患者が真に重要とすることを追求する支援となる。患者団体は、医療者とその他のステークホルダーと共に、そのような選択を支援する方法を開発すべきであろう。

異なる知識源のそれぞれの価値を評価し、統合し、コンテクストを考慮しながら判断を出せることが、ケア従事者にとって重要な能力となる。この能力の開発は、患者とほかの分野の専門職の従事者と共に行うことであり、その一環として、何がよいケアであるかには不確かさがあるということを受け入れることにある。また社会的・スピリチュアル的な側面の取り込み、専門職の学際的教育、患者の積極的なインプットが必要となる。

ケアの初期段階、とくに診断とケアの決定の段階における必要な側面を学ぶ過程に十分な時間を費やすべきである。初期段階で十分な時間をとれば、診断自体に影響を与えるか、治療の量が減る可能性があるので、必ず見返りがある。

今日のケアシステムでは、質のモニターを第三者に任せがちなので、標準化され、統制された外部の責任とみなされ、医療者にとって距離感がある。質のモニターは重要である。ケア組織と医療者自身が、何がよいケアであるかの方向を決め、それに合わせて実際のケアの提供法を定めるべきである。そのためには、組織内で医療者は同僚と話し合い、管理者と話し合い、患者とも話し合うべきである。ケア組織は、組織内、地域のほかのケア組織、保険会社、患者団体、自治体などとの、よいケアについての話し合いのイニシアティヴをとるべきである。

そのような話し合いは道徳的な面も含むので、「モラルアゴラ」という性質をもち、ケアの目的決定の正当性の倫理的な裏づけとなる。したがってこの話し合いによる決定は、公共的な役割もあり、拘束力と説明責任をもつべきである。質を担保するために、「モラルアゴラ」は、ケア機関のガヴァナンスのもとにあるべきであろう。

このような制度の変更は、学術的研究にも影響を与える。外部で発生する証拠をケア現場で利用する場合、ただ適用すればいいというわけではない。外部が提供する証拠は、ケアの成果に影響を与えるコンテクストの要素を重視しながら進める、学びの過程の一部となる。ということは、定性的・定量的方法による研究も、医療現場の実際を考慮に入れなくてはならない。

結論。ケアは、標準化されたアウトカム志向から、ケア従事者とケア組織が学び、改善しながら進む方向に焦点を向けるべきであろう。

念頭においてほしいのは、国民健康・社会評議会がここで言うエヴィデンスベーストプラクティスというのは、あくまでも「外部の基準に基づく説明責任、透明性、標準化、統制」を指しているということ。ビュートゾルフにおけるような、ケア実践のデータに基づくエヴィデンスは、まったく異なる性質。それは否定されるどころか、有益とみなされる。

行かなくてもよい医者になぜ行くか

脱医療の観点をもつ、もうひとつの国民健康・社会評議会の報告書のタイトルは、「社会的問題の処方せん—人生段階の医療化（Recept voor maatschappelijk probleem: Medicalisering van levensfasen）」。これはどちらかというと、医療的というより、心理的・社会的な視野が強調されているけれど、ヒューバーのポジティヴヘルスが出発点となっている。

健康とは動的な現象で、まずは本人の責任であり、完全に医療的ではない解決策の道も開けている。実際には生きがいと関係があることなのに、誤って医療の門をくぐってしまう者が多いということが、この報告書のポイントだ。

以下は「社会的問題の処方せん—人生段階の医療化」から。

ケアにおいても、社会全体においても、人間の機能は変動するものであり、さまざまな段階がある。そのことを十分に理解せず、機能力は常に同レヴェルであるべきという静的な状態としてのとらえ方が、不必要な医療化と関係している。

職場では、年齢に関係なく、すべての従業員は同等に機能すべきという期待がある。若さの理想化も、若さは全人生を通じて追求すべき価値であるように思い込ませ、年を重ねると人間としての価値が下がってしまうと解釈しがちだ。年齢はカモフラージュすべきものと思い込み、二〇歳になった段階から、年齢より若く見せようと努力する女性も少なくない。

若さのイメージと享楽主義の一環として、常に人生をエンジョイしていなくてはならない、新しいことを体験していなくてはいけないという期待がある。広告にはそういった期待の表現があふれている。

こういう風潮のなかでは、たとえば一定の人生段階にさしかかった者にとっては、親しい人の喪失による悲嘆が日常機能に影響を与えるということが理解されにくく、周囲によって「うつ病」というレッテルを貼られ、本人も病気にかかっていると思い、医者に行くことになる。人間の機能は常に一定の状態にあるべきというふうに、機能を静的な状態としてとらえているからだ。

今日の社会では、人生は思い通りにできるものであるべきという考え方が目立つ。少しでも身体的に不都合な状態となると、それは解決すべき、そして解決できる問題となってしまう。高齢化すら、まるで回復可能な病気のようにとらえられることがある。

あらゆる側面における完全性の追求も、今日の社会の特徴である。家庭生活、社交生活、キャリア、ルックスなど、すべて同時に完全でなければ失敗だと思い込む。また完全性の追求は、競争にもつながる。

このような期待に応じられないのは、病気のせいだと思った者が医療者のもとに行くと、医療者はただちに、その人を救ってあげなくてはならない、つまり治療をしてあげなくてはならない、という反応になる。医師も心理療法士も、人々を「治す」教育なら受けているが、脱医療させる教育は受けていないからだ。

すべての医療処遇が細かく分類されている現在のＤＯＴ（オランダ版ＤＲＧ）システムには、充実した対話の枠組みはない。したがって、はたして医療的介入がもっともよいオプションであるかどうかわからないまま、何らかの医療的介入をすることになってしまう。

また、医療界における間違いの回避、リストにチェックマークを加えて処理する文化も、医療化と関係がある。医師はリスクを回避するように訓練を受けている。とくに若い医師は、間違いの可能性をできるかぎり回避するために、本来必要ない検査を行う傾向がある。患者のウェルビーイングに貢献するかどうかの検討を優先せずに、薬剤を処方し、手術をする。

保険会社の支払い対象制度も、医療化を促進している。現行制度のもとでは、患者との対話では支払いが生じないのに（注：家庭医との面談は、一回につき二〇分まで支払われる）、医師が医療的介入をすればするほど、医師にとって利益があるからだ。

製薬会社も医療化をあおっている。夜眠れなければ、不眠の原因は職場にあるかもしれないのに、あふれている睡眠薬と抗うつ剤の広告に影響されて市民は薬品を服用する。

さらに、現在の補助金制度にも問題がある。「ハード」とみなされているメディカルなテーマの研究は、「ソフト」とみなされている社会福祉的な側面の研究より優先されるからだ。

医療テクノロジーによって、さまざまな高度な検査が利用可能になり、余分な検査をしがちになる。そして結果が少しでもはっきりしなければ、さらに検査をし医療的介入を行わなければ、後日責任問題になるかもしれないという恐れがある。ＥＣＧ（心電図）のような医療テクノロジーは、異常と正常との境を曖昧にしてしまった。

市民の日常生活でも、以前と比べて検査の閾値が低くなって、自分自身でさまざまなテストができるようになった。予防のつもりで行っても、はっきりしない結果になれば結局は医師のもとを訪れることになる。

このように、社会的な期待と理想という要素と、医療制度の要素が重なって、社会の医療化が生じた。

国民健康・社会評議会は次を勧告する。

・人生の各段階に関して、現実的な期待をもつように啓発活動をする
・メディカルなアプローチの奨励を減らす
・メディカル以外のアプローチを強化する

医療的介入をすればするほど金銭的なメリットがあるという、現在の医療制度を変える必要がある。

今日の品質管理制度では、医療者はリスクを回避するために医療化する。ヘルスケア監督局は、医療的介入をするかしないかの決断の質に目を向けるべきである。

医師は、医師以外の専門職に助言を仰ぐことができる。医師以外の目でみた解決策のほうが、適切であるかもしれない。たとえば若者であれば、同じ問題に直面している若者同士の話し合いが、その人生の段階においての問題解決に向けて効果的かもしれない。

医師は必ずしも薬剤を処方するのではなく、たとえば運動を指示することも考慮すべきである。医療者は、脱医療も医療者の責任の一環であることを、念頭に入れるべきである。

社会一般でも個人レヴェルでも、人生の各段階が健康に与える影響について、また医療化のリスクについて知識を深める必要がある。

5章　自治体と地域の取り組み

2章でオランダのヘルスケア制度を説明した私の批判的な語調からもわかるように、オランダ人自身は自国の医療制度がたいした優れものだとは思っていない。それでも他国と比較すれば、ベストという結果。オランダ市民にとって地域ケアが連絡よく充実しているのは当たり前、耳にするのは苦情ばかりで、これが「オランダの地域包括ケア」として日本の研究者の関心の的であることは誰も知らない。

数年前から日本では、社会保障を持続可能なものにするための制度改革や「健康日本21（第二次）」という政策のもとに、地域包括ケアが推進されている。オランダのようなモデルで、ヘルスケア・高齢者ケアの領域でそれを実現させようとしているようだ。

けれどポジティヴヘルスの到来とともに、オランダの地域包括ケアは、日本で知られるようになったモデルよりさらに進化しつつある。「包括」のすそ野が、直接的なケア以外の分野にも広がっているのだ。そうなればなるほど、地域の重要性が増してくるのが明らかだ。

4章で紹介したように、二〇三〇年のヘルスケア制度に向けて、オランダケア機構（ZiN

L）イノヴェーション委員会は、二〇一七年までに二つの報告書を発表した。「新しいケアとケア専門職に向けて―その輪郭」、そして「もうひとつの見方、学び方、やり方―デジタル時代における境を超えたケアと福祉の学習と教育」だ。

そこでは、ポジティヴヘルスの概念が中核となっている。すでに全国で、ケア・福祉・予防を融合する研究・教育・政策・実施にかかわるさまざまなプロジェクトが動き出しているけれど、それら既存のプロジェクトを基盤として活用し、拡大していくことをこの委員会は勧めている。

つまりポジティヴヘルス拡大方法は、中央政府が定めたひとつのパターンを全国で画一的に適用していくのではなく、各自治体内の市民の思い入れ深い一つひとつの運動をつなぎ合わせて、はぎれ刺繍のキルティング、あるいはモザイク細工のように、最終的には統合された大きなひとつのものにしようとするアプローチなのだ。アムステルダムのそれぞれの建造物は個性的なのに、数珠つなぎにするといかにもアムステルダムらしい街の景観を成すのと似ている。

それに考えてみれば、もともとオランダの国としての医療制度とか福祉制度は（プラス自然保護・森林管理なども）、数世紀にわたって築き上げられた教会や財団、個人の実績を基盤としながら、徐々に統一されていったものなのだ。

四カ所のインキュベーション地帯

国中でさまざまな試みがあるとはいえ、さらなるインスピレーションとなるように、イノヴェーション委員会は、「二〇三〇年のケア」というプロジェクトを始めた。四ヵ所のインキュベーション（新事業支援）地帯を指定して、この地帯の実例をウェブで紹介するというプロジェクトだ。フリースラント州、アムステルダム市・アムステルヴェーン市、ロッテルダム市、そしてヘーレン市がその四ヵ所。参加するのはおもに既存組織だけれど、いくつかの組織が協力して新しいプロジェクトに取り組むケースも多い。

ウェブには各参加組織に関して、一般的な紹介、ヴィジョンと目的、用いられる方法、成果、ほかの場所での適用性、そして連絡先が掲載されている。

付録2で、この四インキュベーション地帯に参加している三六組織と簡単な説明を読んでいただけるけれど、ケア組織、自治体（とくに公衆衛生とメンタルヘルス）、教育・研究機関、民間財団、福祉団体が、さまざまなプロジェクトに取り組んでいる。組織内外で、分野を超えたパートナーシップを結んでいるのが特徴だ。このアプローチには、よく「垣根をとりはらう」という表現が使われている。

また、ポジティヴヘルス／ポジティヴ社会の実現には、自治体レヴェル、とくに「地区（wijk：市町村の規模が小さい場合は地域 gebied）」というコミュニティ単位がおそらくもっとも親和性があることが、実例から推察できる。インキュベーション地帯でなくても、以前は自治体レヴェルのみで活動していた保健所（GGD：Gemeentelijke gezondheidsdienst）と、一部自治体の責任となったメンタルヘルスケア（GGZ：Geestelijke gezondheidszorg）が、地区チームなどを通じて地区単位の活動に熱心になってきているのが目立つし、オランダヘルス研究・ケアイノヴェーション機構（ZonMW）補助金で現在進行中のプロジェクトも地区を対象としているものが多い。

インキュベーション地帯では、分析、インキュベーション、試験の三段階でプロジェクトが進められる。

分析段階では、オランダ応用科学研究機構（TNO）が、二〇三〇年までのその地帯の人口動態の見通しをベースに、将来の市民の機能力の問題、慢性疾患、精神疾患、社会心理的な問題、そして知的障害を研究した。

インキュベーション段階では、ケアを必要としている人たち、ケア組織、健康保険会社、教育機関、市町村と州の間で話し合いをもってケア予測を立て、それをもとにシンクタンクが二〇三〇年のケアマップを作成した。

そして試験段階では、インキュベーター内の活動とベストプラクティス要素のさらなる活用となっている。

インキュベーション地帯に指定されていなくても、二〇三〇年のケアを念頭において活動をしている自治体はあるし、ポジティヴヘルスの影響を受けているけれど、自治体がかかわらないプロジェクトもある。けれど「ポジティヴ」という形容詞を掲げる場合には、次のうちのいくつかの要素をもっている。

- 広い視野でとらえる健康
- 全人的なとらえ方
- 支える環境のもとでの本人主導

・市民の機能力とレジリエンス志向
・十分に時間をかけた対話
・専門職によるケア・治療の削減（デスカレーション）志向
・新しいケア専門職の具現化
・専門職間の「垣根」をとりはらった協働
・地域・地区単位
・「とにかくやってみよう」という行動志向

健康センターの発展

最近の動きとして、市町村のヘルスケアでは「健康センター（Gezondheidscentrum）」が大きな役割をもつようになったので、ここでちょっと健康センターについて説明しておこう。

健康センターというのは、一五年くらい前からオランダで目にするようになった、ヘルスケア提供の形態だ。オランダ語を文字どおり訳すと「健康センター」なのだけれど、以前私は「プライマリケアセンター」と訳していた。そのほうが実態を表していると思ったからだ。

というのも初期の健康センターは、それぞれが独立した、数タイプのプライマリケア従事者だけがひとつの屋根の下に収まった場所だった。家庭医グループ診療所、薬局、理学療法士は定番だけれど、そのほかにも訪問看護ステーション、作業療法士、言語療法士、助産師、心理療法士、

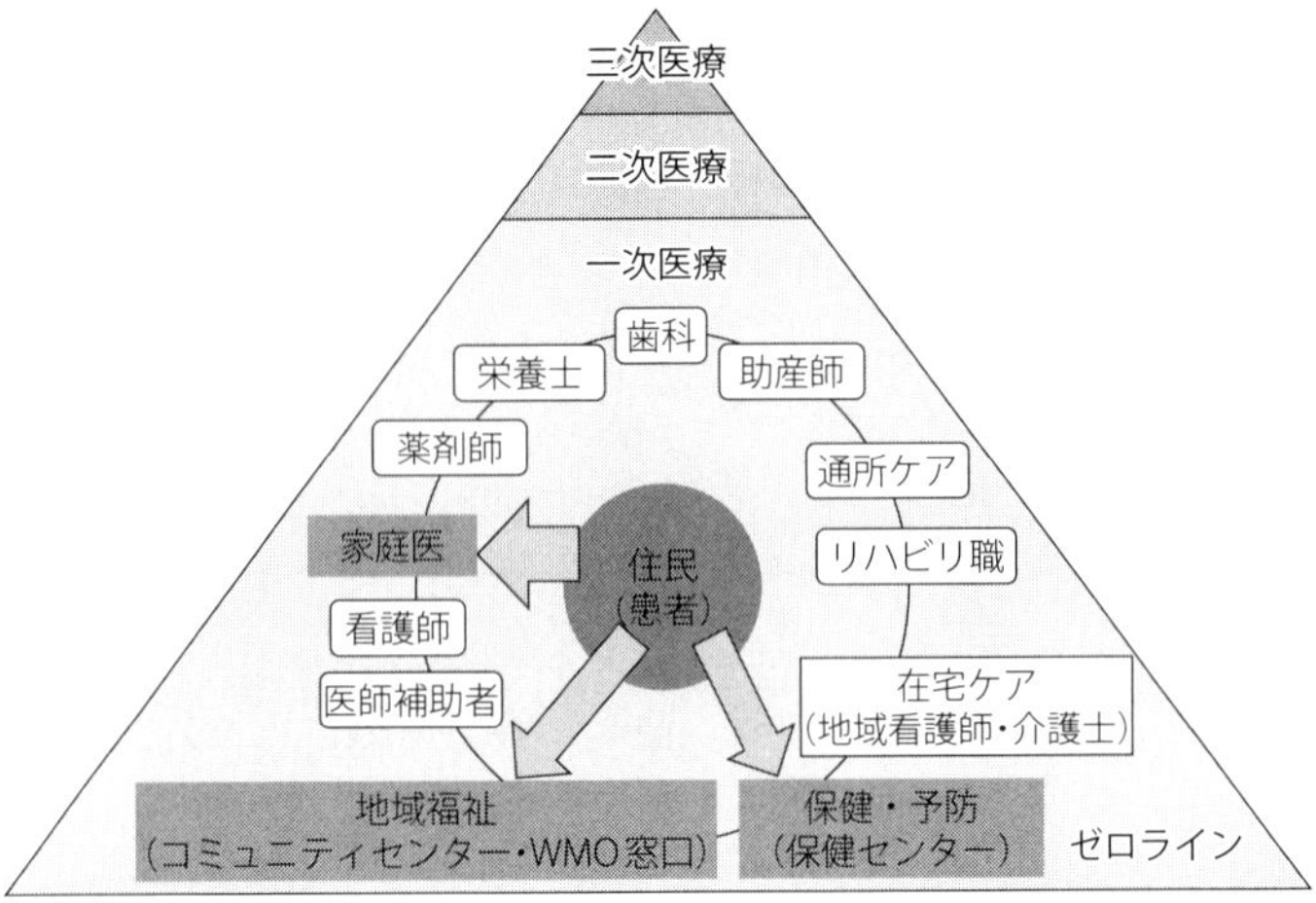

図5-1　オランダのケアピラミッド（堀田、2014a）

フットケア療法士、栄養士、皮膚療法士などさまざまな職種が、さまざまなコンビネーションで加わっていた。けれどとにかくプライマリケアの医療従事者だった。

当時の健康センターは薬局が家主のところが多かったけれど、だんだん家庭医グループ診療所が家主となるケースが増えてきたそうだ。入居医療従事者が共同オーナーのところもある。それが最近では、大学病院や自治体が主役となるところが出てきたのだ。

二〇一〇年頃までは、オランダの医療制度はすっきりピラミッド型に整理がついていた。底辺のゼロラインが予防・福祉・セルフケア。そのうえに家庭医を絶対的な中心とする一次医療（プライマリケア）、さらに病院・専門医による二次医療（セカンダリケア）。そしてピラミッドの頂点の小さな部分は大学病院による三次医療（テトラリケア）、という図式だったのだ（図5－

1）。

ところが代替化と特別医療費補償法（AWBZ）管轄の移管などによって、オランダ医療制度のピラミッドはグジャグジャになってしまった。まず二〇一五年から自治体の役割が拡大されると、福祉と予防とケアの境が曖昧になってすべて一次ケアのほうに身を寄せた。ゼロラインはおもにセルフケアと相互ケアを指すようになってきているようだ。

オランダではプライマリケアの医師・薬剤師以外の医療従事者は、パラメディカルと呼ばれることがあるけれど、オランダでいうパラメディカルはアメリカのそれとは異なり、必ずしも医師の監督のもとで働くわけではない。歯科衛生士でも独立した診療所をもつことができる。すべての医療情報は家庭医に伝えられるとはいえ、家庭医以外にも、理学療法士と助産師は病院の専門医と直接コンタクトができるようになった。ケアグループでは、一次ケアと二次ケアの異なるプレーヤーが、グループとして報酬をもらう。

その動きとともに、健康センターには必ずしもプライマリケア従事者だけが入居するわけではなくなった。セカンダリケアであるはずの病院の外来ができたり、病院の専門医が健康センター内の家庭医診療所で定期的に診療したり、以前は病院にしか設置されていなかった検査機器が出現する、医療補助用品を扱う店が出店する。自治体が窓口をおくところも出てきて、「プライマリケアセンター」はやはり適切でない。それで素直に「健康センター」と訳すことにしたのだ。

健康センターといってもピンからキリまである。ある診療所は、オーナー家庭医はひとりだけで、彼の住宅に隣接している小さなところだけれど、研修医がいて、心理療法士も週数回勤務、さらに庭のガレージを改造してミニ訪問看護ステーションとして貸しだしている。それだけで「健康センター」という看板を掲げているところがある。逆に、ナイメーヘン市郊外のレントでは、相当大規模な健康センターを中心にして、自治体が新興住宅地を作っている。「テルミオン」というその健康センター内には、これから建てられる住宅のインフォメーションセンターもあるし、大学病院とのコンタクトは密だ。付録2で紹介している、フリースラント州のインキュベーションのひとつである「家庭医病院」のようなコミュニティ病院が、今後健康センター内に設置される可能性はおおいにあると思う。

ナイケルクの場合

インキュベーション地帯には入っていないけれど、健康センターがポジティヴヘルス促進に重要な役割を果たしている例を紹介しよう。

私が住んでいる地方都市アーモスフォートから約一〇キロ先の「お隣り村」、人口約三万五〇〇〇のナイケルク。ここに二ヵ所ある健康センターは、「ポジティヴ・ナイケルク」の看板を掲げて、自治体のポジティヴヘルス化の原動力となっている。

自治体、健康センター外の在宅ケアとその他プライマリケア従事者、図書館、成人・少年向きコミュニティセンター、スポーツ団体、ヴォランティア団体、地区チームなどに向けて、健康センターは「ポジティヴネス」を発信する。この場合「ポジティヴ」とは、市民の自立と自律、本人にとっての優先事の支援を指している。

地区チームは、市町村内の異なる団体の専門職とヴォランティアから構成されていて、必要に応じてその地区住民の金銭管理支援やインフォーマルケアの調整をし、さまざまな相談に乗り、適切な公共サービスの紹介・手配などを行う。

ナイケルクから始まるエリアは、比較的裕福な農村地帯だったところで、オランダのバイブルベルト（オーソドックスプロテスタント信者が集中している地域）といっていい。ということはいまだに保守的な人たちが多いのだけれど、教会とは関係のない者にとってもありがたいことは、バイブルベルトには礼儀正しく、几帳面な人たちが多いということだ。

一般にオランダ人の時間感覚は日本人にとってはフラストレーションのもとなのだけれど、二〇一一年に設立されたナイケルク二ヵ所の健康センター（「デ・ナイエ・フェスト」と、キリスト教系の「コレアー」）のディレクターであるシームセン氏は違う。メールには即返事をくれるし、いつでも視察団歓迎という、通訳・コーディネーターにとっては貴重な存在。だから私も数回訪れている。

ナイケルクの住民はほぼ全員、健康センター内にある家庭医グループ診療所に属する家庭医に登録されている。ちなみに二〇一七年からインスティテュート・フォー・ポジティヴヘルス（iPH）の共同ディレクターとなったカール・フェルヘイエンは、もとこの村の健康センターのディレクターだった。

二つの健康センターは協力関係にあり、将来的には組織上完全に合併する予定だ。二ヵ所それぞれに薬局があり、家庭医グループ、理学療法士、栄養士、助産師、言語療法士、心理療法士、精神科医、フットケア療法士の診療所プラス訪問看護ナースステーションがある。デ・ナイエ・フェストにはアーモスフォートの病院ミアンダーの外来があり、コレアーにはハルデワイクのシント・ヤンズダル病院の外来がある。病院外来では泌尿器科、内科、呼吸器科、整骨科、小児科、産婦人科、神経科、皮膚科、整形外科と耳鼻咽喉科がある。

二センターのどちらかにいるパラメディカルとしては、ハプト療法士、皮膚療法士、作業療法士、小児理学療法士、小児・青少年心理士、運動医、マッサージ師、シーザー運動療法士、医療ペディキュア士、ソーシャルワーカー。さらに乳幼児相談室、放射線・エコー・肺検査設備とラボがあり、旅行アドバイス（保健所が、旅行目的地に応じて必要な予防接種をする）、妊娠診断、青少年支援も行っている。医療補助用品を売ったり貸したりする店もある。自治体政府の窓口も設置すべきだという声があるらしいけれど、まだない。ナイケルクの健康センターは、緊急避難訓練をする団体や研究機関とも提携関係にある。

トリプル目的

ナイケルクの健康センターの目標は、患者満足度の向上、コスト削減、健康な住民数の増加という三点セットだ。慢性疾患、がん、高齢者ケアにとくに焦点をあてているけれど、すべての住民に関して「ZZ（Ziekte en Zorg：病気とケア）」志向から「GG（Gezondheid en Gedrag：健康と行動）」への移行を目指している。

そのために健康センターへのアクセスをよくし、患者の希望を尊重しながらも、患者自身の責任と自己管理の必要性を認識させるように努めている。予防、情報と教育、地域の活動と積極的に交わり、統合させていくことを狙っている。

進行中のプロジェクトのなかには、電子健康記録のように中央政府が音頭をとっているものもあれば、健康センター内の理学療法士が企画して大成功を収めている「ナイケルク・チャレンジ」もある。後述の肺ケアプロジェクトのように、数タイプの医療者と保険会社の間で報酬について合意を結んだグループもあるという、モザイクアプローチだ。

電子健康記録の意味

現在、全国で医療・健康記録の大規模な電子化が進められている。ナイケルク住民は希望すれば、「ＰＧＤ（persoonlijk gezondheidsdossier）」とオランダ語で呼ばれる個人の健康記録（ＰＨＲ）をもつことができる。

本人が許可を与えた医療従事者はその電子健康記録にアクセスでき、直接記入できる。本人は、参加している健康のためのプログラムの成果やそこでの測定値、自己測定値、ウェアラブルデヴァイスや万歩計などから得るデータを自分のＰＧＤに記録できる。その人の健康に関しての記録が一ヵ所に集まるし、生活状態がつかみやすくなるので、住民と医療者のコミュニケーションに役立ち、無駄な医療を減らすことにもなる。

オランダの個人電子健康記録の感覚は、他国と異なるところがある。ポジティヴヘルスのコンセプトを反映しているのだ。

他国ではいかなる医療・健康記録の電子化も、まずは経費節約、事務の簡素化、それにスピードアップ化が主要目的だろう。オランダ政府の真の目論見もそこにあるとは思うのだけれど、オランダのPGDは、まずは患者の自律ツールとして位置づけられている。そして、これはとくに医師との関係だけれど、市民と医療者が平等な立場で話し合うのを助けるツールとして機能すること、つまり医療の民主化に役立つことが重視されているのだ。

さまざまな医療者とのコンタクトが多い慢性疾患患者がまずPGDを使うようになり、だんだん広がると想定されている。二〇二〇年までに慢性疾患患者の四〇%がPGDを使用する見通しだ。二〇一七年一二月現在、コレアーの家庭医登録住民の二四%がPGDをもっているそうだ。

オランダ患者連盟（Patiëntenfederatie Nederland）は、オランダ医師会とともにPGDを推し進めているけれど、PGDは医療者がデータを揃えるEPD（electronish patiëntendossier）電子患者記録ではないし、それに代わるものでもないということに注意を促している。PGDの質は、患者が入力する情報の質と完全性に依存する。内容が完全でないことが原因で生じるトラブルは誰の責任になるのか、という問題が発生することも考えられると指摘している。オランダのPGDにはさまざまなプラットフォームがあって、全国的には統一されていないけれど、ナイケルクではPatient社のものを採用している。

肺ケアプロジェクト

ＣＯＰＤ（慢性閉塞性肺疾患）、糖尿病、循環器疾患などの慢性疾患に関しては、すでに二〇一〇年あたりから全国で「ケアグループ」が適用されている。これは患者ひとりにかかる医療費を医療者グループとして保険会社から包括払いで受け取る制度で、医療者タイプごとの診療回数も保険会社と契約する。家庭医と家庭医診療所のプラクティスナース、専門医、薬剤師、理学療法士、そして慢性疾患タイプに応じて栄養士、フットケア療法士、心理療法士などが、グループ内で事前に合意した一定率で、その包括払いの医療費を分け合う。ナイケルクでは上記三種に加えて、うつ病と妊娠ケアもケアグループ扱いになっている。

通常の単純出来高払いでないとはいえ、ケアグループも決まった診療回数に対する支払いで、一種の出来高払いだ。ケアグループからさらに進展したナイケルクの試験的な試みは、肺ケアプロジェクト。

肺疾患は、いったん入院となると高くつくし、医薬品も高価、働けないことによる社会的な負担もある。ナイケルクで試験中なのは、保険会社とアウトカムベースのボーナス付き報酬契約を結んで、定められた成果以上を達成すればボーナスが出る、それ以下であればマイナスボーナスとなるという形で、ベネフィットを分ける取り決めをしたことだ。どの医療者が何回患者を診るかは、医療者の裁量に任せることにしたのがポイントだ。この場合「成果」とは、肺疾患関連のコスト上昇のトレンド以下に収めることを指している。

参加医療者は悪化を防ぐことを念頭におきながら、患者志向、専門職種間の垣根を撤廃した形で対応する。「患者志向」には、患者の責任、自己管理の徹底も含まれている。

家庭医、プラクティスナース、肺専門医、理学療法士が集中的に協働し、ボディボックス（肺機能の包括的なテストデヴァイス）の導入、リスク解析とそれに応じた処置により診断の質を上げた。PGDを活用し、本人が日常生活で達成を希望する目標を定めて患者の意欲を上げる。「タパス式」と称される、地域活動、ソーシャルワーカーも動員した幅広いアプローチも患者の満足度を高めている。

その結果、それまで肺専門医が行っていた診療の二割は、（ずっと安くつく）家庭医診療所で対応でき、患者の満足度はアップした。さらに入院日数と悪化の減少でコストダウンもできたという、すばらしい結果となった。

その他のプロジェクト

糖尿病患者には運動が大切だけれど、規則的にするのはなかなかむずかしい。健康センター内に診療所をもつ理学療法士のケース・デ・ウォルフは、オランダ国内のある財団が行っているアイスランド・チャレンジからヒントを得て、ナイケルク・チャレンジを思いついた。

これは六ヵ月間にわたる土曜日ごとのトレーニング、インフォメーション集会とディスカッションを通じて、ライフスタイル（生活習慣）と自己管理の改善、栄養士の指導でクッキングレッスン、二度の昼食をはさむ長いウォーキング、二週間ごとの血糖値チェックを経て、チャレンジウィークに備えるというプログラムだ。チャレンジウィークでは、六日間、毎日一五キロ歩く。チャレンジウィーク間は毎日、スタート前後にバッチリさまざまな数値を測定し、それをPGDに入力し、質問票に答える。

ただ歩くことではない、この「チャレンジ」に燃えて、始まった二〇一四年には一五名だった参加者の数が、二〇一七年には七〇名になった。当分の間増え続けそうだ。

健康センターは肥満妊婦のための体操とコーチング、グループ禁煙プロジェクト、障害者のウォーキンググループなども主催していて、少額で参加できる。

ナイケルク自治体のプログラム

以上は健康センターが中心だけれど、自治体・政府によるプログラムも多数ある。小さな市町村であるにもかかわらず、予防に力点をおき、住民を全人的にとらえるという視点のプログラムが連なっている。

以前は特別医療費補償法のもとにあった青少年ケアも、二〇一五年から市町村の責任になったこともあって、一〇歳から一八歳を対象としたプログラムがとくに充実している。なかでも学校中退の予防、スポーツと音楽関係のプログラムが目立つ。

日本と違ってスポーツと音楽は原則的に校外活動となるので、低所得の家庭、移民系の家庭の子どもたちは参加しにくいことが多い。とくにそこをキャッチしようとしているのだ。もちろんスポーツ・運動は健康のために欠かせないということを若いときから教え込むのが目的だ。

同じ年齢層を対象とした、「チルアウト」と「ブリッツ」というコミュニティセンターがある。ナイケルクの生徒全員が、一〇歳になるとこのコミュニティセンターを訪れることになっている。まあまあ、このユースのためのコミュニティセンターのプログラムのもりだくさんなこと。ディスコ、カフェ、参加者が歌い踊るタレントショー、サウンドスタジオ、さまざまな屋内・屋外スポーツ、薬物使用やゲーム中毒についての動画や講演、金銭管理、DJになる研修（これはちょっとお高い）、技術ワークショップ、宿題支援、ダンスレッスン（もちろん若者向けのダンス）、クッキングレッスン、女の子のビューティクラブ、ファッションショー。フィットネスセンターとコラボの耐久力コースもあるし、個人の誕生日パーティ会場としても使用できる。

市庁舎にはWMO（社会支援法）窓口があって、ここで住民はこの法律のもと受けられる補助金・償還制度やさまざまな支援団体についての情報を得ることができる。市町村は地区チームのまとめ役にもなっている。

健康な生活のためにスポーツを促進するし、文化活動も欠かせないけれど、健全な金銭管理も大事というのがオランダの市町村の認識だ。借金に悩む住民の個別金銭管理コーチングをするヴォランティアの調整は、市町村の責任となっている。ユースのためのそうしたコーチングもあるのは、将来の問題を防ごうとしているのだろう。

オランダ初ポジティヴ州を目指すリンブルフ

ポジティヴ化は、地方自治体のなかでも市町村・地区単位で行われていることがほとんど。そんななかリンブルフ州は、州全体でポジティヴ化を目指すことを決定した。

マフトルド・ヒューバーが率いるiPHを最初の二段階のアドヴァイザーとして、二〇一六年から具体的な活動を開始した。州内のヘーレン市は、二〇三〇年のケアに向けてのインキュベーション地帯となっているし、インキュベーション地帯にはフリースラント州のプロジェクトも含まれている。けれどリンブルフ州のように、州全体でポジティヴ化の名乗りをあげた例はない。健康保険会社（CZ）、北リンブルフ保健所、南リンブルフ保健所、ザウト高等専門学校、ハウス・フォー・ゾルフ（ケア組織）が協力団体となっている。

なぜリンブルフ州がいち早くポジティヴ化に向かったのだろう？　それはここならリスクをとる価値があった、言い換えれば、リスクをとらざるを得なかったからだと思う。

元炭鉱地帯だったリンブルフ州は、廃鉱後、ある程度化学産業が発達したとはいえ、オランダのなかでは失業率が高いままになっていた。また健康寿命もほかの州と比べると短いし、平均寿命と健康寿命の格差も大きい。上昇する医療・福祉コストの抑制を強いられるようになって、リンブルフ州はイノヴェーションなしには進むことができない状態だったのだろう。

リンブルフ州内では、市民のイニシアティヴと責任、あるいは州の「社会アジェンダ」のもとで、すでにいくつかの試みがなされていた。だからこの州もモザイクアプローチで、すでに実施されているプロジェクトにまず目を向けて、それを拡張させ、新たなイニシアティヴを加えていくことになる。

けれど最近オープンした、全体の調整・連絡を行う「ポジティヴヘルス・アクションセンター」は、今までなかった新しい要素だ。リンブルフ州は、食品、運動、生きがい、社会参加の側面から健康に向かう戦略で、ポジティヴヘルスのコンセプトが全体の基盤になる。モットーは「一緒にできるのだったら、なぜむずかしくやろうとするの？」。

第一段階（二〇一六―一九年）はインスピレーション期間で、新しい考え方と方法の普及を行う。ポジティヴヘルス・アクションセンターでさまざまなイニシアティヴをつなぎ、成果を州の「社会アジェンダ」の一環となるようにする。

第二段階（二〇一九―二二年）は、結びつきの期間。医療、福祉など異なる領域をつなぎ、デジタルのコミュニティプラットフォームを地区単位で立ち上げ、コミュニティ全体の力を活用できるようにする。既存のデジタルプラットフォームをリンクさせる。デジタル「マイ・ポジティヴヘルス」の普及化。ポジティヴヘルスを実施する組織に「iPHライセンス」を与えて、ポジティヴヘルス・アクションセンターを通じてネットワークを形成する。

第三段階（二〇二二―二五年）はスピードアップ化の期間。それまでの成果が、次々と拡張され、新しいプロジェクトにつながり、大きな動きになることが期待されている。ヘルスケア全体に、生きがいと社会・労働市場参加の重要性が浸透していく。

それ以降から、新しいアプローチの実りを本格的に収穫できるようになるという想定だ。各段階の進捗状態については、マーストリヒト大学とザウト高等専門学校が評価をすることになっている。

付録2に掲載したヘーレン市の実施例、その他のインキュベーション地帯の事例が、おそらくリンブルフ州全体のポジティヴ化に反映していくことだろう。なかでも「低社会的ステータス」といわれる低所得者・低学歴者をポジティヴ化していく試みに力を入れていて、ソーシャルワーカーがそのような人たちを訪問して「クモの巣」を紹介すると、とてもよい反応があるとのことだ。

はたしてオランダの劣等生のようだったリンブルフが、オランダのモデル州として輝くことになるのだろうか。

6章　医療者たちの試み

スロー医療の復活

私たち夫婦の友人ヒューホは、アーモスフォート市唯一のアントロポゾフィスト家庭医だ。アントロポゾフィー（人智学）というのは、日本ではおもにシュタイナー学校で知られているけれど、人間の自然治癒力を重視する。日に日に規模が拡大する健康センターでグループ診療所をもつのが家庭医の間で主流となってきているけれど、彼はちっちゃなちっちゃな診療所を、パートで雇っているもうひとりの家庭医、プラクティスナース、そして診療所助手とでやっている。

ヒューホは私たちの家庭医ではないけれど、彼の診療時間は一五分単位だそうだ。保険会社とやりとりをして毎年契約を結ばなくてはならない現在の制度では、家庭医に報酬が支払われる診療時間は一コマ一〇分。事前のアポがあれば一回の診療で二コマまで認められるけれど、それ以上になると支払われない。日本の三分（それとも一分？）診療に慣れている人なら、一〇分単位は長いかもしれないけれど、ゆっくりと患者の話を聞くには一〇分では短すぎると感じている家庭医は多い。ヒューホは収入面では損をしても、一コマ一五分は時間をとるのだ。

がん専門医のボブ・ピネドは、ディレクターも務めたアムステルダム自由大学医療センター附属がんセンターを定年退職してから、エキスパートオピニオン医として活躍している。

彼はよく患者の手をとって、どのような感触か確認するそうだ。しっかりしているか、弱弱しいか、冷たいか、温かいか、べっとりしているか。あるいは少し震えているだろうか。現場で働いていたときは、治療の道は残されていないと判明しても、それまでと同じ間隔で患者と次のアポを設定して、いくら同僚に非難されても最期まで患者と接触を保った。患者は医者がもう自分を診てくれないと思うと、気を落としてその時点で病状が悪化する可能性があるからだ。

エキスパートオピニオン医となってからは、ひとりの患者を診るのは原則的に一回きりだけれど、面会前に、時間をかけてその患者のすべての医療記録を細かく把握し、診察も一時間。患者は、待合室で順番を待っているほかの患者がいると、「運命仲間」に気をつかってゆっくり話をしないとピネドは思うし、いずれにせよ胸につかえていたストーリーが口に出てくるまで一時間は必要とみているからだ。こんなピネドだから、医療のプロトコール化には批判的だ。

勇気ある医師たち

アムステルダム市・アムステルヴェーン市インキュベーション地帯の、二〇一二年から始まった医師による新しい試みは、「最適なケア―勇気ある医師たち」という名称だ。アムステルダムにある二つの大学病院、家庭医サークル、VGZという保険会社の有志の発案で、専門医と家庭医のグループで、過剰医療を拒否し、患者にとって最適なケアのみを提供するというヴィジョンを共有して動きだしたのだ。

患者にとって、グループ内の最適な場所で、もっとも意味があって効果的なケアを提供する。これに寄与しない医療的介入はしない。

結果的には多くの場合、ケアの量が減るか、代替ケアに移る。つまり、専門医がやっていたことを家庭医ができるか、家庭医がやっていたことをプラクティスナースができるか、プラクティスナースがやっていたことをセルフケアでできるかを検討するのだ。

そしてグループ内では、仲間のパフォーマンスに関して正直に意見を述べ合う。そして「よき医師」になるために、自分のやり方について患者の意見を乞う。医師である自分たちを、あえて脆い立場におくのだ。

患者にとって最適なケアを決断するにも、まわりの批判・意見に身をさらすのにも、内省が強いられる。医療的介入を行うことの経済的メリットを差し引いても、内省に比べれば、「念のため」と自分に言い聞かせて検査を追加するなり薬を処方するほうが、精神的にも時間的にもラクなのだ。新しいアプローチは患者の協力なしには実現できないから、患者から話を引き出すのも大変だ。医師教育では必ずしも学んでいないコミュニケーション力が鍵となる。

とにかくこのやり方は時間がかかる。家庭医には患者と話すことに対して制限的ではあれ報酬があるけれど、専門医に対する保険会社からの報酬は原則的に医療的介入の出来高払い。けれどこの試みは、医療的介入の内容にかかわらず一定の収入を保障するという、アフメアという保険会社の協力で成り立っている。

アフメアは決して損はしていないだろう。というのも、たとえば循環器疾患の場合、以前は入院していた患者の二五%には在宅で家庭医によって対応できることが判明したし、全体のケアの時間は減ったからだ。一方、それを達成するには時間がかかるということも判明した。

「勇気ある医師たち」は、スタート時からステークホルダーたちの強い共感を得た。この取り組みからわかってきたことは、すでに医師教育に反映されているとのことだ。

この試みは、現在の制度に対しての反省材料にもなっている。同じ基礎医師教育で始まった家庭医と専門医なのに、資格を得た段階から家庭医はプライマリケア、専門医はセカンダリケアと別世界に属するような立場になってしまったことへの反省。ビュートゾルフが在宅看護で証明したように、この医師の試みも、専門職に裁量権を与えれば意欲が高まるし、出来高払いより安くつくと示した。つまり現在の保険制度の償還方法はおかしいということだ。

Time heals everything、時はすべてを癒す。どのような心の痛手を負っても、時間の経過とともに忘れる。そういう意味で使われる表現だけれど、もしかしたら手術、検査などに走らずにも、時間さえ十分にかければ患者は治癒しうるというように、この表現はもっと文字どおりにとっていいのかもしれない。

そういえば、患者は医師に何を求めているかという調査で、多くの医師は「病気が治ることを期待されていると思う」と答えたけれど、患者の答えは「見捨てられないこと」だった、と昔読んだ覚えがある。

専門医のヴィジョン――二〇二五年の専門医

オランダの制度では、三次ケアである大学病院の専門医は勤務医としてサラリーをもらっているけれど、二次ケアの一般病院の専門医は、たいがい病院内で自営している形になっている。ということは、最近は病院ごとに上限額が定められるようになったけれど、原則的には出来高払いなので、医療的介入をすればするほど儲かる。人頭払いがおもな収入源の家庭医と比べて（以前、家庭医の収入は人頭払いだけだった）、一昔前までは専門医の収入のほうが家庭医より高く、社会的ステータスも家庭医を上回る印象だった。ちなみに人頭払いとは、登録住民ひとりにつき保険会社が家庭医に支払うやり方のこと。

一九七〇年代までは、一般に医師は医療従事者のなかでもっとも高いステータスを維持し、家父長的な存在だった。けれど家庭医のほうは家父長役を続けられなくなった。プライマリケアの要ではあり、収入もほかのプライマリケア従事者より上であっても、多職種協働のチームワーク志向が高まるなかで、ほかの医療従事者とかなり平等な立場になったからだ。

家庭医診療所内だけをみても、患者の優先度を判断するのは、電話トリアージをする診療所助手。こと慢性疾患患者に関しては、定期的に患者と会っているプラクティスナースのほうが事情を把握しているので、新しい処方せんを書くとき、家庭医はプラクティスナースにお伺いをたてる。以前は病院だけで勤務していた(他国のナースプラクティショナーに相当する)ナーススペシャリストの特定分野における専門知識は、家庭医をしのぐものだ。家庭医診療所内で個別の診療室をもつのは、何も医師だけではなく、プラクティスナースもナーススペシャリストも同様。また家庭医は必然的に地域密着型なので、市町村や地区レベルの福祉とかかわることが多い。患者の家族も知っている。つまり家庭医は、医療の「民主化」にすでに慣れているのだ。

病院の世界ではヒエラルキーが生き続けているけれど、セカンダリからプライマリへの移管を伴う地域密着型在宅ケアが重視される政策と、ケアグループ制度の導入もあったせいか、家庭医と専門医の関係が変化してきた感じだ。

ポジティヴヘルスのコンセプトは、家庭医を中心とするプライマリケアでまずは広がっていき、どちらかというとセカンダリケアへの浸透は遅れていた。現在、全国九〇ヵ所程度まで減った病院数は、これからさらに減る。マルチ慢性疾患患者が増えれば、手術も治療もしないというケースが増えてくる。二〇三〇年のヘルスケアヴィジョンでは、ほかの医療従事者と比べて相対的に医師の重要性が減るシナリオになっているけれど、これから専門医は、家庭医以上に変身を強いられることになる。

そういう将来をしっかり見据えている専門医連盟（Federatie Medisch Specialisten）が二〇一七年に発表した「ヴィジョンドキュメント――二〇二五年の専門医」は、ポジティヴヘルスのコンセプトが大前提。本文の最初のページに「社会的・身体的・感情的問題に直面したときに適応し、自ら管理する能力としての健康」と大きく記載されている。「二〇二五年には、ケアと福祉関係のすべてのステークホルダーが、患者のニーズを中心として統一したケアを提供する」というのが、専門医自身が描く将来図。質の高いケアが、持続性ある（つまり支払い可能な）価格で、アクセシビリティのよさを保ちつつ、患者に密着しながら提供されなくてはならない、と宣言している。

患者は、疾患の全過程における医療的決定を医療者とシェアする。専門医は、全治療過程中、患者の体験と受けとめ方を認識していかなくてはならない。

「ヴィジョンドキュメント――二〇二五年の専門医」一二ページに、専門医の観点からみた専門医・患者・制度の変革が整理されている。

専門医の目でみた「キュラティブ（病気を治す）ケアの過去・現在・将来」
〔過去〕象牙の塔：専門職の支配
- トップにくるのは専門医。家父長的で、最高エキスパートとしての治療の決定者。
- 患者は「症例」とみなされていた。患者は専門医を信頼し、専門医に従った。
- ケア制度は疾病志向、不透明、経験的で政府主導。

〔現在〕拡大鏡時代：疾患志向、責任追及型

・トップにくるのはケア制度そのもの。市場志向、（一次が二次へ、二次は三次へと順々につながるという）ケアのチェーン型組織、出来高ベース、管理・監査と透明性の徹底的追求、リスク回避志向。

・専門医は、患者の一定の部分に関しての専門家。エヴィデンスベースト医療を信奉し、供給志向。

・患者の位置づけは、クライアントあるいはケア消費者。徐々に自分の治療の決定に関与。

〔将来〕正当に得た信頼：価値の創造、全人的

・統合されたケアシステムのなかの、患者・専門医・その他のステークホルダーがネットワーク型の全体を成すなかで、患者と専門医は協働する。共感・同情と人間同士としての意識。

・患者のＱＯＬと自立優先。患者は自分自身の健康とケアの選択に責任をもつ。アウトカムに基づくケア。専門医は専門家、コーチ、ネットワーカー、チームリーダー、イノヴェーターという位置づけ。

・社会的規範・価値志向、社会的価値の創造。

「先生」でなくなる時代の専門医

二〇二五年の専門医は、「先生」ではなくなっている。ほかの医療者とともに、患者に対して「頭は冷静、心は温かい」コーチであり、アドヴァイザーとなっているはずだ。

おそらく専門医は現在より大きな役割を果たすことになる。というのも、専門医はイノヴェーターとして、ケアロボットなども含めて、積極的に新しいテクノロジーを評価・導入し、患者に価値を与えていくことが期待されているからだ。イノヴェーションと新テクノロジーは、医療とはまったく異なる分野からくるかもしれない。

患者と医療者とのコミュニケーションでは、デジタル健康記録が普及し、あらゆる領域で情報テクノロジーが活用され、ヴァーチャル接触が増える。アウトカム評価も含めて、患者が発信する情報が増えるので、それを臨床に反映すれば、医療の改善になる。可能なかぎり患者が主導権をもち、自分の健康に関する情報を入力し、管理することになる。ステークホルダー間の関係は、パートナー同士として、今まで以上に民主的になるだろう。

ネットワーク治療

ゼロラインから始まって、一次、二次、三次に分類されているオランダのケア制度は、いくら崩れてきたとはいっても、今はまだ何とかピラミッド図で表すことができている。けれど今後、いわゆる「ライン」分類はまったくなくなるとみられている。病院数がさらに減れば、今まで病院で行ってきたことが別の場所で、専門医ではない者によって行われるという代替ケアはもっともっと進行するだろう。

これからは、ネットワーク型システムの時代になるのだ。家族、ヴォランティア、さまざまな職種の医療者、福祉・教育関係者とその他ステークホルダーが、患者を中心としてネットワークを形成する。ケースバイケースで、その時点ではどこで、誰によってケアを提供するのが患者にとって最適であるかをステークホルダー間で決める。それはケアの持続性、つまり経済性も考慮した決定でなければならない。

ネットワークにかかわっている者は、ケア過程の全体にかかわり、患者の自立を支援し、脱ケア、そして患者が自立した日常生活を再開できるようになることを目指す。専門医の役割は、時には単純な情報提供あるいは患者に関する特定知識の共有を行う立場、時にはケアの支援者、時には臨床の積極的なリーダーというように、ケースによって異なることになる。

しかも現在の顔ぶれだけではない。専門医連盟は、これから新たなタイプの専門職がケアの世界に出現するのは必然だとみている。期待されているのは、ネットワーク内で、患者、専門医と新テクノロジー間のまとめ役となる、チーフ・メディカル・インフォメーション・オフィサー。そのような新しい専門職も含めて、ケア・福祉専門職に従事する者はいずれも、ライフスタイルコーチとして、市民の健康な生活習慣を促進しなくてはならない。

専門医は、このようなケアネットワークのなかで決して上に立つ者ではなく、ネットワークの一員としてほかのステークホルダーと協働できるチームプレイヤーにならなくてはならない、と覚悟している。そのためにはコミュニケーション力が必要となる。

患者を全人的にとらえるということは、医師も自分自身を知り、その患者にとって何が重要であるかという特有の状況を把握し、患者の生きがいや就労も視野に入れるということだ。医療的介入に時間をかける今までのやり方から、このような方面に時間をかけるようにマインドセットを切り替えなくてはならない。

専門医連盟のこのヴィジョンドキュメントを読むかぎり、専門医は医療ヒエラルキーのトップの座を捨てて、ポジティヴヘルスのリーダーを務めることになりそうだ。

エミール、ナウな在宅ケア組織――学生版ビュートゾルフ

とにかく若々しいのだ、エミールは。

エミールは、アムステルダム市・アムステルヴェーン市インキュベーション地帯のプロジェクトとして参加している新しいタイプの在宅ケア組織。一二チームあるアムステルダム以外にも、やはり大学所在地のフローニンゲンで二チームを展開している。「コミュニティ看護ヘルパー」という名称のもとエミールで働くのは、大学と高等専門学校の学生二五〇名あまり。

実習もアルバイトもうまくいっていなかった、当時二〇歳だった看護科男子学生のエミール・

デ・ロイ・ファン・ザイデワインは、「どうせうまくいっていないのだから、ソンすることなんてない。何か自分でやってみよう」ということで、自分の名を冠した在宅ケア組織を設立した。二〇〇五年のことだ。そのエミールは、二〇一一年に「全国ケアのヒーロー賞」を受賞し、二〇一四年には「オランダでもっともインテリジェントな企業」に選ばれた。

成功の秘訣は、まずは厳しい人材スクリーニングと徹底的な内部研修にあるらしい。介護、家事、ガイダンスなどを学ぶ「コミュニティ看護ヘルパー」になるための内部アカデミーの研修は、中等専門学校卒業資格として認証され、取得すると幅広く活動できるようになる。

訓練は体験型。シャワー支援のやり方を学ぶには、自分自身が他者にシャワー支援をしてもらい、支援されるとはどういうことか身をもって知る。このような訓練のおかげで、信頼され、柔軟性のある人材になる。

「人生、誰にもちょっと手伝ってもらいたい時期ってあるよね。家族の状況が変わったり、病気になったりしてさ。だけど手伝ってもらうといっても、自分の生活の主導権は自分自身でもちたいよね」というニーズに応えるのがエミールで、正規の看護師資格を要すること以外なんでもやる、という感じだ。起床・就寝の支援、シャワー支援、食事の支度、医薬品の準備、犬の散歩、買い物、子どもの学校・放課後活動の送迎、家のなかと庭のさまざまな作業、家庭の事務処理、毎日あるいは週ごとの家族スケジュール作成、退院後の復帰支援、社会保障関係の事務所や病院訪問などへの同伴。通常の在宅ケア組織ではなかなかできない、フレキシブルでパーソナルなケアを、同じヘルパーが提供する。

市内でも小地区内だけで活動する小チーム体制だけれど、各チームにはすでに経験を積んでいる学生コーチがついている。チームは自律的。チームメンバーの学生がすべての計画、事務処理、打ち合わせ、サービス提供を行っている。電子化と各チーム自律のおかげで、エミールの間接費は安い。

ケア依頼者の主導権の尊重と、各家庭のやり方はそれぞれ異なることを認識して行動する、というのがエミールケアの前提。ケア依頼者の問題解決のために、適時調整する「パーソナルケア計画」を立て、本人以外にも家族や関連専門職の人たちと協働する。

ネットでちょっと料金表を調べたら、介護度のある人たちは無料（ただし家事援助はカヴァーされない）、介護度のない人たちは一時間につき二五ユーロだった。

ポジティヴヘルスの活用

エミールで働く学生は、他者のウェルビーイングに役立ちたい、在宅ケアにイノヴェーションをもたらしたい、という動機でやってくるということだけれど、実際、卒業後には、ケアの改善を試みられる職に就くことが多いそうだ。

エミールで働いている学生時代も、「エミール・ラボ」がある。これはオーバー／ニューという社会革新を支援する会社の援助のもと、ほかの組織も巻き込んで、実際的な問題のスピーディな解決に取り組む、プロジェクトベースの枠組みのことだ（「このラボに参加すれば、履歴書がカッコよくなるよ」というコメントも掲載されていたけれど)。

どのようにすれば、社会階層の低いところにいる住民、そして高齢者一般の健康問題の予防に役立つことができるか、どのようにすればエミールの活動に付加価値を与えられるかというプロジェクトで、ヘルパーだけではなく、「みんなのためのパーソナルコーチ」になればよい、という案にたどりついた。

個々の市民の希望に応じたテーラーメードのケアは、アムステルダム市も求めているところだった。ポジティヴヘルスに関心をもつようになっていたアムステルダム市は、エミールにポジティヴヘルスを紹介した。

マフトルド・ヒューバーがじきじきにトレーニングを行った試験段階では、まずエミール従業員六名が「クモの巣」とそれに基づく対話のやり方を学んで、お互い試し合った。そして六名の患者にポジティヴヘルスを紹介した。インテーク(クモの巣の説明と記入、目標設定、どのようなアクションをとるかの決定)、コーチング(目的に対しての進捗状態の確認)、評価(目的を達成しただろうか?)という段階で構成されているのだけれど、六名の患者のうちの三名はすぐに求められていることを把握して、自主的に自分たちの行動パターンを変えた。二名はクモの巣を用いた対話を重ねていくうちに、行動パターンを変えるようになった。一名は病状が悪化して、続けることができなかった。

試みにかかわった患者と従業員の積極的なフィードバックと、「インターヴィジョン」と呼ばれる従業員のグループリフレクションで、思いがけないことが明らかになった。ポジティヴヘルスのアプローチをもっとも必要としているのは、従業員であるコミュニティ看護ヘルパー自身だったのだ。

なんといってもコミュニティ看護ヘルパーはまだ学生で、とくに精神・心理的ケア面での教育も経験も足りない。自分たち自身の限界を知り、それを超えないように自分たちを守らなくてはならない。それにはクモの巣が役立つことがわかったのだ。

ポジティヴヘルス導入の試験結果は成功だったので、エミールではポジティヴヘルスを今後の基盤としていくことになった。新しい試験的サービスとして、アムステルダム市がスポンサーとなり、有介護度の人たちのガイダンス、「ガイダンス付きポジティヴヘルス」を提供する予定だ。アムステルダム自由大学のアテナ研究所が、このようなエミールの付加価値サービスの評価を援助することになっている。

エミールの提供するケアによって、入院が減る。だからエミールケアのほうが、現在の通常のアプローチより経済的でもあるというのが、ビュートゾルフと同じエミールの見方だ。「予防、予防」とかけ声を発している政府は、実際にはまだ十分な注意を予防に向けていないというのも、ビュートゾルフとエミールの共通した結論。

7章　シェアリングエコノミーの台頭

シェアリングエコノミー

オランダのポジティヴヘルスの提唱者マフトルド・ヒューバーは、「私たちはソーシャルエンタープライズから学べることがたくさんある」と何度か言った。「社会的企業」という意味のソーシャルエンタープライズは、オランダでは「シェアリングエコノミー（共有経済）」の一環という位置づけだ。

ソーシャルエンタープライズにもシェアリングエコノミーにも、定着した定義があるわけではない。日本の「シェアリングエコノミー協会」の定義を拝借すると、シェアリングエコノミーとは「場所・乗り物・モノ・人・お金などの遊休資産をインターネット上のプラットフォームを介して個人間で貸借や売買、交換することでシェアしていく新しい経済の動き」で、これが一般に日本でイメージするシェアリングエコノミーだろう。最新テクノロジーを活用した、両サイドにとって〝オトク〟な取引というイメージがある。

オランダではどちらかというと、ウィキペディア説明の「モノやサービスなどの資源を共同で利用し、人間関係を創り出し、コミュニティの運営としても働く。広義には贈与や相互扶助も含まれる」に近い。

オランダのソーシャルエンタープライズの定義は、「社会的価値の創出を最優先とする、経済的に独立して持続可能な企業」。通常、社会的な運営とガヴァナンスをともなう。

オランダは今、シェアリングエコノミーもソーシャルエンタープライズも元気いっぱい。さまざまな関連組織やプロジェクトのうち、ネットワーク化されているのはほんの一部だけれど、シェアNL（Share NL。NLはオランダの省略）という組織が、オランダのシェアリングエコノミーのまとめ役となっている。シェアNLは、シェアリングエコノミーについてのプレゼンやワークショップを開催したり、メンバー間のインタラクションの機会を提供したりしている。日本のシェアリングエコノミー協会も含めて外国とのコンタクトもさかんで、最近ニューヨークに支部ができたそうだ。

シェアリングエコノミーのプレーヤーたち

アムスルダムのカイザー運河に面した、一七世紀の建物にオフィスをおくシェアNL。共同創立者のピーター・ファン・デ・フリントとハーマン・ファン・スプラング、そしてその仲間たちは、みな生き生きとしている。歴史的な建物の内部を、若者っぽく、カジュアルな雰囲気に改造した事務所のテーブルには、自然食品のジュースと果物。一階のほかのテナントとシェアする受付の横で飲めるコーヒーもおいしかった。

シェアNLのネットワークメンバーには、ユーバーやエアビーアンドビーのように超リッチなところもあれば、エスタブリッシュメント的な大企業、研究機関、自治体もある。

ピヤビーのように、近所で無償でモノを貸し借りするのをファシリテートするところもある。シェアNLの近所にオフィスをおくピヤビーの創立者ダーン・ウェデポールは、自分の家が火事で丸焼けになって何にもなくなってしまったとき、友人だけではなく、それまで知らなかった人までさまざまな物をくれたり貸してくれた経験から、「お金にならなくても、家族でなくても、物を貸してあげたい人ってけっこういるのだな」と知った。それがきっかけでピヤビーを始めたそうだ。

一方ユーバーは、遊休資産を活用するといっても、きちんと認可をとり、税金を払っているタクシー運転手に対して不公平な競争だし、ユーバー運転手を搾取しているという見方が強くなってきている。エアビーアンドビーときたら、ホテルの不法競争相手だ、近所に迷惑をかけると不評いっぱいで、禁止している市も世界にはある。

そんななか二〇一四年一二月、アムステルダム市は世界で初めて、年間六〇日、一ヵ所四名の宿泊まで、観光税つきでエアビーアンドビーを認めると決めて話題になった。初めてエアビーアンドビーが合法化されたからだ。アムステルダムのエアビーアンドビーの平均一泊料金は一三一ユーロ（清掃費、管理費、観光税は別払いのよう）。

多くの場合、貸し手は、富裕層の両親にアパートを買ってもらった学生。六〇日を超えれば違法になることなぞ無視して、年間通して貸すつもりの外国人投資家が投資するし、最近はパートで貸すことを前提のようにして売価が設定されるので、そうでなくても高騰していたアムステルダムの不動産価格がメチャクチャに上がった。もともと金銭的なゆとりがあるから「遊休資産」をもっている人たちとそうでない人たちとの格差がさらに広がった、アムステルダムはいったい誰のための町？　という声が今はガンガンだ。地元の人とシェアリングして、ローカル文化を肌に感じる、というような当初の理想派の説明は、エアビーアンドビーのサイト以外ではあまり目にしなくなった。少なくともアムステルダムでは、ほぼすべてのエアビーアンドビーの貸し手は、お金だけが目的なのは明らかだからだ（二〇一八年に入って、アムステルダム市は二〇一九年から「ヴァカンス中の貸家」は年間三〇日までに制限することを決定した）。

シェアNLはいくつかのやり方で、シェアリングエコノミーのプレーヤーを分類している。モノ、サーヴィス、スペース、運輸、ナレッジ、マネー、フード、エネルギー、物流、ケアというカテゴリー別にすることもあれば、B to B（Business to Business）、P to P（Person to Person）など、取引相手のコンビネーションで整理することもある。

また、その企業なり組織の社会的価値への貢献度と、利益創出の目的に応じて分類することもある。ユーバーやエアビーアンドビーのように商業的とみなされるグループ、継続のために利益は出すけれど目的は社会価値の創出であるソーシャルエンタープライズ、商業的な側面がまったくない、自治体や無償で近所の人を助ける組織。こんなところが主要カテゴリーだ。普通の銀行であるけれど、社会的な価値を創出する企業にしか投資しないというトリオドス銀行のように、中間に位置するような企業・組織もある。インターネットプラットフォーム使用の有無はとりたてて挙げていないけれど、実際にはどこも利用しているようだ。

個人宅での食事の提供、あるいは個人によるケータリングは、いくつかのゾーンにかかわる。トリップアドバイザーのようなサイトに出ている「現地の人の家で楽しむお食事」は、いくらホスト役は「世界の人がわが家のテーブルに集まって、会話がはずむのが楽しみ」といっても、お値段は商業的。レストランの競争相手になりうるから、やってよい日数は限られているとのこと。

家族が食べる食事をよぶんに作ったらアプリで呼びかけ、近所の人がお鍋を持ってとりにくる、そして五ユーロ程度の原価だけ請求する、というようになると、ずっと社会的。

アムステルダムのある地区では、低所得の高齢者などに分けるための食事を近所の家庭で作るのにかかる費用を、自治体が試験的に負担している。またアムステルダムのレーヘンボーフ財団(「虹」という意味)は、市内一〇ヵ所で「近所レストラン」を開いていて、ホームレス、さまざま理由で「虚弱」な人たち、ヴォランティア、近所の住民などが二〇人〜五〇人程度集まって、五ユーロでヴォランティアが作る三コースのディナーを週数回一緒に食べる機会を提供している。

料理を作る人が見える食事の提供は、特定のタイミングを必要とするモノと人がかかわるという意味で、使っていないモノ・スペースを提供したりマッチングしたりすることとは根本的に異なる。けれどその意図は、商業的から社会的、その中間と、さまざまだ。

ちなみにポジティヴヘルスに積極的なアムステルダム市は、シェアリングエコノミーにも積極的で、「シェアリングシティ」という国際的なネットワークの創始者でもあった。

このようにシェアNLは、シェアリングエコノミーといっても、さまざまなタイプの企業・組織と関係がある。共同創立者は、情報通信技術を利用してチャッカリとビジネスチャンスにするタイプというよりは、どちらかというと市民派・理想派っぽい。

小学生の子どもをもつアムステルダムっ子で創立者のひとりハーマンは、自分の家の近くに遊び場があることから、家の前におもちゃを入れた戸棚を置いて、誰でも遊び場でそのおもちゃを使ってよいことにして、みなに喜ばれていた。あるとき、戸棚ごとおもちゃが盗まれてしまった。そうしたらいつも子どもたちのことをうるさがっていると思っていた近所の老人が、代替の戸棚を持ってきた。あっという間にさまざまな人が持ち寄ったおもちゃで、近所おもちゃ戸棚は復活した。

「こんなことがなかったら、気むずかしいあのおじいさんが、子どもたちのことを気にかけていたなんてわからなかったよ」とハーマンは語った。

シェアNLのネットワークに参加している、たくさんある面白そうな組織のなかからほんの三つだけ、「ロックスタート」と「シーツ・ツー・ミート」、それに「クリングロープヴィンクル」を紹介しよう。

新しい労働の姿、スタートアップ仲間

「ロックスタート」という名は、「ロックスター」と読んでしまいそうだけど、スタートアップのアクセレレーター（起業化の可能性がある取り組みを、金銭・その他の形で支援して、企業設立に導く人、あるいは組織）である創立者オスカー・クネーパースは、ほんとうにロックスターっぽい。薄いひげには白いものが混じっているとはいえ、波のようにカーリーな髪の毛、エネルギーいっぱいの精悍な細身の姿。定期的に行うロックスタートファミリーの仮装パーティで、彼があるロックスターに扮していた写真を見ると、スターそのものだった。オスカーはふだんジーンズ姿、裸足で大理石の床を歩き回っているとのことだったけれど、その日は日本からの訪問客に敬意を表したのだろう、ちゃんと靴をはいていた。

アムステルダムの運河沿いの豪華な屋敷のなかでも、ヘーレン運河に面した、超豪華で大きな、一八世紀のモニュメント的な館がロックスタートのスペースだった。プレゼンは「舞踏室」で。ここの床は踊りやすくするためだろう、パーケット。壁はダマスク織、装飾の施された天井にはゴールドの縁どり。経済省、大コンサルタント会社、投資家たちが軒並み強い関心をもつようになったとはいえ、おもに若者たちが冒険的に起業にチャレンジする場にしては、意外も意外だった。

オスカーはいくつかのスタートアップに成功してから、ほかのスタートアップを援助するアク

セレレーターを二〇一二年に設立した。注目テーマはデジタルヘルス、スマートエネルギー、AI、そしてウェブ・モビリティで、開発途上国にメリットをもたらすようなスタートアップにとくに焦点をあてている。世界各国から年間二〇〇〇件ある申し込みのうち、四〇件を選んで支援しているのだ。

デジタルヘルス・アクセレレーターの場合、選ばれると、ロックスタートから二万ユーロの現金投資がある。その他の支援としてはオフィススペースなどの施設・設備、エキスパートによるワークショップ、国際的なイヴェント、関連分野すべてのメンターによる集中的な個別コーチングと戦略的セッション。それに対して、スタートアップ企業は自社株八%をロックスタートに提供しなくてはならない。

六ヵ月のうちに、イノヴェーティヴなアイディアをテストする段階にもちこまなくてはならない。二〇一四年から、とくに可能性の高い一〇プロジェクトは「ロックスタートインパクト」と称して、一〇〇日間で投資家にプレゼンできるまでに育てる。

二万ユーロの現金投資のことを、「ピッツァマネー」と内部では呼んでいる。スタートアップ初期の期間中、創立者二名から三名を、ピッツァ程度の食事で生存することを可能にするだけの金額というわけだ。だからスタートアップに取り組んでいるのは、ほぼ全員がリスクを厭わない、独身の男性とのこと。女性の創立者は一〇%程度、ケア・子ども関係が多いそうだ。

スタートアップの生存率は通常一〇%程度だけれど、厳しい選択と非常に集中的なコーチングのおかげで、ロックスタートが支援する企業の成功率は八五%とのこと。

スタートアップの世界

スタートアップの世界は完全に実力主義。卒業証書、職歴なんて関係ない。それじゃあ冷たい競争の世界なのかといえば、それがまた違うのだ。

イノヴェーションに富んだアイディアなぞ、いくらでもある。スタートアップが成功するかしないかはチームワークにかかっているというのが、オスカーだけでなく、関係者全員の意見。だからロックスタートで候補者を選択するときも、投資家が投資先を決定するときも、チーム構成に注意するそうだ。理想的スタートアップ創立チームは、ハッカー（プログラミングに長けている人）、ハスラー（詐欺師／売春婦、アイディアを売り込むのに長けている人）、それにヒップスター（形を与えるのに長けている人）のトリプルHだそうだ。

忍耐と持続力に加え、それまで日夜やってきたことをすべて捨てて初めからやり直す勇気をもったチームが必要になる。やはり大学時代の仲間など、友人同士で始めることが多いそうだ。ハードに働くけれど、週一〇〇時間は一緒にいるのだから、気が合った者同士でなくては続かないし、一言で意図が伝わらなくてはコミュニケーションがまどろっこしくなってしまう。集中的に働き、何につけても助け合うのとともに、一緒に楽しむことも大重要。毎晩のビール、ピンポン、テーブルサッカーゲーム、水鉄砲、週一度は朝食会。このエレガントな館には、学生寮のような雰囲気が満ちている。

アクセレレーターでは、ほかのチームがまわりにいることも大切な要素だそうだ。「寮生活のトイレで、誰のオチンチンがおっきいか見ながら頑張るのと同じようなものだ」という説明だった。

スタートアップの第二段階に入ると、睡眠を忘れて働くことから、生産的に働くように変わっていく。決めた時間しかメールを開かない、片づけなくてはならないことをリストアップして忘れないようにする、健康的な食事をし、十分な睡眠をとる。そういえばロックスタートでご馳走になったランチは、ずば抜けて新鮮でおいしい、健康的なメニューだった。建物のオープニング時間は朝の七時から深夜の一二時までだけれど、朝の早い時間帯には、舞踏室にキャンドルが灯され、リラックスミュージックが流れるなか、ヨガのレッスンがあるそうだ。

それまでの友人同士の構成から、チームを拡大していく段階が大きなチャレンジになる。新しい仲間は能力があるだけではダメ、同じ価値観をもった者でなくてはならない。倫理観、成長に対する考え方だけではなく、同じことを面白いと思って、一緒に楽しめる者を求めるのだそうだ。

この段階になると、マーケティング、営業、PRが重要になり、女性も加わってくる。多様性はイノヴェーションに取り組むにあたって大切だから、女性はもっと早い段階からたくさんチームに入ってほしいのだけれど、それまで築き上げた大企業でのキャリアを投げうって、一年後どうなっているかわからないようなアドヴェンチャーにかかわりたい女性は、そうやたら見当たらないそうだ。

拡大チームになっても、しょっちゅう一緒にドリンクを楽しみ、食事をしたり、外出したり、ビジネスのアップデートを共有する。教育訓練なんてない。お互いから学び合い、自分の責任で自分の守備範囲を守れるようにする。どのチームメンバーも完全に対等に話し合い、ヒエラルキーはまったくない。

もっともオランダのスタートアップカルチャーは、アングロサクソン系の国とは相当異なる。アメリカではヴェンチャーキャピタリストが、可能性あるスタートアップに多額の資金を投入し、短期間で回収するパターンなので、スタートアップ間の競争意識はずっと厳しいらしい。

ロックスタートの建物を去るとき、「ほんとうに豪華な建物ね」と口に出したら、オスカーの仲間が、「実はあと数週間で引っ越す予定なんだ。港の近くのもっと大きな建物で、駐車場もあるところへね。そうしたらオスカーはCEOをやめるそうだ。きっと新しくやることを思いついたんだろうね」と言った。

デジタルヘルスケア

別れる前、オスカーに、数週間内に医療の情報技術化に関心をもっている代表団が日本から来ると言ったら、ロックスタートのデジタルヘルスケア部門でエコシステム・ディレクターを務めるカスパー・スメーツを紹介してくれた。この場合「エコシステム」とは、カーボン排出削減などとはまったく関係がない。あくまでも「環境整備」という意味だ。

オランダは、世界でもっともアクセスのよい、先進的なデジタルヘルスの環境をもっているそうだ。ロックスタートのデジタルヘルスは、アムステルダムではなく、七〇〇以上のヘルスケア関係の企業・組織・研究所があるナイメーヘンのヘルスバレーが所在地。最先端の設備を備えた研究施設があるラトバウト大学のノビオテックキャンパスで、ロックスタートのスタートアップは磨かれる。ノビオテックキャンパスのパートナーは、ラトバウト大学病院関連のリシェイプセンター（手術なしで肥満対策を行うセンター）、ヘルデーランド州、ナイメーヘン市、ラボ銀行、ヘルスバレーなど。

日本からやってきた七名の医療情報専門家へのプレゼンのためにわざわざわが家に出向いてくれたカスパーを目にしたとき、私はハッとした。若いころの父そっくりだったからだ。父と同じように、カスパーの語り方は誠実そのものだった。たった一時間しかなかったけれど、密度の濃い内容だった。

ヘルスケア分野には、ほかの分野以上に各国の法規制が厳しくかかわってくる。さらにヘルスケア提供者、ヘルスケアのコストを払う者、研究所、製薬会社、臨床者などが、ヘルスケア分野のイノヴェーションを既存の制度に吸収していくことに関連してくる。デジタルヘルスのスタートアップは、初期段階からこれらステークホルダーのフィードバックを得て、ある程度軌道に乗りしだい世界のトップタレントをスカウトしてチームに加えなければ、成功しない。

「今までのような集中的コーチングだけでは、ヘルスケア分野のスタートアップにとって十分ではないんだ」と、カスパーは言い切った。彼は前の晩、経済省が定期的に開催する、デジタルヘルスに関するエコシステムのステークホルダーたちが集まる「全国ヘルス情報審議会」に出席したばかりだった。

ロックスタートのデジタルヘルス・アクセレレーターで注目しているのは、セルフケア、バイオセンサーとウェアラブルデヴァイス、効率的なプラットフォーム、そしてセクターを超えて適用できるアプリ。ヘルスケア外の分野で、すでにイノヴェーションとして実績のあるソフト、デヴァイス、プラットフォームもヘルスケアの領域にもたらしたいと、カスパーは語った。

日本の開発力に感銘を受けているおだやかなカスパーにしても、オーラのあるオスカーにしても、彼らが共有してくれたスタートアップの世界は、「ほんとうに大切なのはチームワーク」というビュートゾルフのメッセージを連想させた。働く者は、そのチームワークを生かせるようなエコシステムを欲しているのだ。

ビジネスでないビジネス

ロナルド・ファン・デン・ホフは、ソサエティ3.0財団の創立者。同名の本も出版している（無料でオランダ語版・英語版をダウンロードできる）。ホスピタリティビジネスで成功を収めた彼は、ソーシャルキャピタルを求めるようになった。彼の言うソーシャルキャピタルとは、自分がいつ恩恵を受ける番になるかわからなくても、信頼関係のなかでギヴ・アンド・テイクすること。このコンセプトのもと、一〇年前に新しいビジネスモデルを編み出した。現在「コワーキング」として知られる、デスクだけのシンプルなワーキングスペースから、会議室やイヴェントスペースまで提供する事業だ。

　この事業にかかわる彼の会社はシーッ・ツー・ミート（Seats 2 Meet）という名前なのだけれど、おそらくほかのコワーキングスペース会社と異なる点は、ベーシックなデスクユニットの使用は無料だということ。無償使用の条件は、デスク利用中、同じロケーションのほかのユーザーで助言なり情報を求める人がいたら、それに応じなくてはいけないというもの。

　一種のデートサイトだ、とロナルドは説明してくれたけれど、彼はこのやり方を、次世代の経済への移行準備をするラボと位置づけている。次世代の社会はヒエラルキーのある組織で構成されるのではなく、ネットワーク内でナレッジをシェアして、自己学習を重ね、価値を創造していく形でつながっていく。そのための〝幸せな偶然〟、セレンディピティの場を提供するのが彼のビジネス。実際に顔を合わせるこのアプローチ以外にも、ネットワークプラットフォーム上のコミュニティもあるとのことだ。

　利用者は事前に自分の職業、関心分野、経験、オプションで写真などを登録しておく。全国各地、大都市に数ヵ所あるシーツ・ツー・ミートのデスクを携帯電話で予約すると、予約者の情報がその場所と関連して出てくる。だから同じテーマでそこで作業をしている人たちは、メールで連絡を取り合い、現場で直接話せるのだ。あるテーマに関心をもっている人は、どこにそのテーマで予約中・作業中の人がいるか知ることができるので、そこに予約を入れるという仕組み。

　どうして大きな駅に隣接しているような一等地で、無償のデスクを提供し続けられるのかというと、飲食、ネットワーキングのための会議室、イヴェントスペースなどは有料で、そこで事業継続のために必要な収益を稼ぐからだ。

直営でなくても、彼の思想を共有するオランダのスペースレンタルとのネットワークがある。ネットワークは世界各地にあり、日本の連絡先もあったけれど、どこまでシーツ・ツー・ミートのコンセプトを反映しているかは不明。

オランダ国内なら個人でも、一定の時間帯デスクなりリヴィングルームを無償で貸してもいいという人が登録できる。その場合の見返りは、新しい出会いと刺激的な会話。ドリンクなりランチを提供するのであれば、その場の雰囲気で、無料にしても有料にしてもいいそうだ。

コワーキングのスペースを通じて、ユーザー同士が持ち寄ったアイディアを育てることができ、それが形をとるようになったら、外部も巻き込んでクラウドファンディングで企業化を実現させたい、とロナルドはイメージしている。お金はかかわるけれど、お金だけが目的ではない事業なのだ。

ただの真面目そうなオジサン、という第一印象だったけれど、実際は大きな視野と野心をもった人なのだ。

ケアファーム簡単紹介

通常シェアリングエコノミーとしてとらえられていないけれど、どうせ定義はファジーなのだから仲間入りさせてもいいのではないかと私が思うのが、ケアファームだ。今はヨーロッパ諸国に広がっているけれど、どうやらオランダの発明らしいケアファームは、ポジティヴヘルスとシェアリングエコノミー／ソーシャルエンタープライズのよい接点だと思う。それに数からいけば、全国八〇〇ヵ所以上のオランダが圧倒的にケアファーム界ではナンバーワンなので、ちょっとだけ紹介させてほしい。

他国ではさまざまな表現があるけれど、オランダでは直訳するとケアファームになる「ゾルフブーダライ」と呼んでいて、文字どおりケアも提供する農家のこと。

たいがい比較的小規模で、農業だけではやっていけなくなった農家が、社会支援法が適用されるケアを提供して、その報酬によって農家を続けていくことができるという、農業政策とヘルスケア・福祉政策のウィン・ウィンのコンビネーションのようだ。デイサービスがおもだけれど、認知症の人の住まいとケアファームのコンビネーションも数ヵ所ある。週末に「問題児」を預かるケアファームもある。

ケアファームの参加者は、認知症の人、自閉症の子どもたち、不登校児童、さまざまな理由で社会復帰できるまで移行期の場所が必要な人たち、燃え尽き症候群の人たちなど。小グループで動物の世話、園芸、清掃、その他の農家の作業に参加し、一緒に食事をする。芸術関係、工作などのアクティヴィティもある。

ある調査によると、ケアファームに参加している認知症の人は落ち着き、食欲が出て身体的な健康を保てるという結果が出ている。デイサーヴィスに行きたがらない男性も、ケアファームになら行くというケースもあるそうだ。

ケアファームのなかには、ファームよりケアのほうが中心になったところもあれば、農学で博士号までとった高学歴者が、理想の有機酪農を実現させるための生活手段としてケアを提供しているところもある。なかには視察者の案内が、重要な収入源となっているケアファームもある。もと看護師か介護士であった妻、専業農家の夫という組み合わせが多いようだ。

先日私が行ったケアファームには、おもに自閉症の子どもたちが参加している。「うちの息子も自閉症ですが、小さいころ親として間違った対応をしていたと今では反省しています。その後悔を生かして、ホラ、このように自分たちでいろいろな教材を作って、世話しやすい動物も飼って、自閉症の子どもたちと一緒にやっています」と聞いたときは、ホロっとなった。

ソーシャルエンタープライズ

いよいよヒューバーがポジティヴヘルスと影響し合えると思っている、ソーシャルのエンタープライズだ。

章の冒頭で記したように、ソーシャルエンタープライズとは、社会的価値の創出を最優先する、経済的に独立して持続可能な企業のことだ。運営・ガヴァナンスも社会的であることが求められている。チャリティと一般企業の間と考えていいかもしれない。

「社会的価値の創出」とは、社会的課題の解決と解釈できる。ということは、ある意味では本来は政府の責任であってもおかしくない、公共的な問題に取り組む企業だ。政府の経済的負担なし、あるいは補助金という限られた予算で、公共の課題を解決するのだから、政府にとってこれほどありがたい存在はないはず。けれど政府の受け入れ方はまだパッとしない国が多いようだ。

一般のシェアリングエコノミーとソーシャルエンタープライズに明確な境界線があるわけではなく、無償で出会いの場を提供するシーツ・ツー・ミートも、開発途上国と明らかな関係をもつロックスタートも、社会的な要素があるのは確かだ。

ソーシャルエンタープライズＮＬ（Social Enterprise NL）は、シェアＮＬのネットワークパートナー。シェアＮＬがシェアリングエコノミーに関してそうであるように、ソーシャルエンタープライズのプラットフォームのハブになっている。現在メンバー数は約三五〇。就労、気候変動、国際的な開発、社会統合、ケア分野で、社会にインパクトを与える活動を行う組織がメンバーとなっている。

一般にオランダでソーシャルエンタープライズと聞くと、まず連想するのは、フェアトレードのように、開発途上国の生産者を搾取しない形でビジネスをすることによって、開発途上国を支援することだ。次に頭に浮かぶのは、知的障害者や社会復帰の困難な人たちに職場を提供すること。今ではとくに飲食業が多い。それから環境問題とエネルギー関係。

ソーシャルエンタープライズの分野で、オランダはヨーロッパで先がけているわけではない。イギリスのほうがずっと早かったし、活発だ。けれどこの数年のうちに、オランダはこの方面で一気に力がついてきたようで、現在五〇〇から六〇〇のソーシャルエンタープライズがあるといわれている。

ソーシャルエンタープライズのいわゆるエコシステムには、まず二〇一四年から始まった中央政府による意識向上活動、ファイナンシングと市場アクセスのファシリテーションがある。また、ソーシャルエンタープライズに法的なステータスを与える検討が、二〇一六年から始まった。この動きは、ソーシャルエンタープライズNLの報告書「みなの利益—政府とともに、ソーシャルエンタープライズセクターの繁栄へ（Iedereen Winst: Samen met de overheid naar een bloeiende social enterprise sector）」をもとにした、オランダでもっとも重要な政府諮問機関である社会経済評議会（SER：Sociaal-Economische Raad）の政府に対する勧告に基づいている。

地方自治体による支援

ポジティヴヘルスと同じように、ソーシャルエンタープライズのエコシステムにとって重要なのは地方自治体だ。市町村が積極的にソーシャルエンタープライズを支援している。障害をもつ無資格の若者に、プロのケータリング・レストランで働いて経験を積む機会を与えて資格を得ることを可能にし、就職につなぐザ・カラー・キッチンという社会的企業がある。ザ・カラー・キッチンのあるユトレヒト市は、ラボ銀行基金、そしてスタート基金と、「ソーシャルインパクトボンド」という契約を結んでいる。民間のラボ銀行基金とスタート基金がザ・カラー・キッチンに運転資金を出し、このプロジェクトによって参加者の就職などが実現すれば、節約になった社会保障費の一定率をユトレヒト市が投資者に支払うというものだ。

このような成功報酬型のスキームで、アメリカとイギリスで成功を収めているそうだ。通常は投資者が得られないようなイノヴェーティヴな試みを、自治体がかかわることによって可能とするわけで、自治体としては、民間の取り組みによって節約の可能性が開ける。参加者本人にとって大切なのは、就業により収入を得ることができ、実質的な社会参加ができるということだ。

ソーシャルインパクトボンドをまとめると、次のようになる。社会的なメリットがあり、社会コストの軽減になると思われるプロジェクトに、社会的価値創出に関心をもつ投資者が投資する。その分野で経験をもつ実施者が、社会的価値の創出に向けてイノヴェーティヴな対応をする。市町村（保険会社の場合もある）が意図していた目的が達せられたら、取り決めに基づき、節約分の一部を投資者に支払う。節約にならなければ払わない。取り組みのプロセスには、独立した立場の仲介者がかかわる。

ロッテルダム市もハーグ市も、広義の健康に関して、ヘルスインパクトボンドという同じスキームを用いている。

ハーグ市の場合は、ソシャールホスピタールという、社会的企業がかかわるヘルスインパクトボンドだ。投資者はCZという健康保険会社。

人口約五二万人のハーグ市には、借金、貧困、精神疾患その他の健康問題を同時に抱えている「複数問題家族」が三二〇〇以上ある。ひとつの複数問題家族には、年間平均一一万ユーロ（約一四〇〇万円）近くの、さまざまな社会保障が関連してくる。けれど複数問題家族は受け身でい続け、結局ほとんど状態改善にはつながっていない。

ソシャールホスピタールは、もっと安くベターな方法で、複数問題家族を支援する計画だ。それにはまずは借金と所得の問題を解決して、それからほかの問題に取り組むけれど、本人主導型（ほら出た、ポジティヴヘルスのコンセプト）で臨む。

私がぜひ行ってみたいと思っているソーシャルエンタープライズは、アムステルダムにあるデ・プラエルというビールのブルワリーで、販売店とカフェ・レストランもやっている。これはソーシャルインパクトボンドではない。精神病院で働いていた看護師ふたりが起ち上げたビジネスなのだけれど、ビールをじっくり醸造させるには、けっこう精神疾患をもっている人たちが適しているらしい。現在合計一〇〇名以上が働いている。ビジネスモデルとしてはB to B、B to C（Business to Consumer）の両方。最近新しいロケーションもオープンしたから、うまくいっているのだろう。当初はアムステルダム市の補助金が「売り上げ」の七五％だったけれど、現在は二五％しか占めていないそうだ。

ソーシャルエンタープライズのエコシステムに戻ると、政府関係の理解が深まり、政策にも反映されるようになってきたけれど、まだ伝統的な一般企業とのコラボレーションは少ない。以前チャリティに寄付していた個人・団体がソーシャルエンタープライズに投資するようになってきたし、投資先も増えている。ソーシャルエンタープライズのインキュベーション・アクセレレーターも増加している、というのがソーシャルエンタープライズNLの説明だった。

私の町のソーシャルエンタープライズ

私が住む町アーモスフォートの住民ヤンヴィレム・アールデリンクとエミール・スヘールデーにとって、建造物に対するパッションが、ソーシャルエンタープライズとかかわるきっかけだった。古い、よい面影のある建物が解体されたり、モニュメントと指定されていても引き取り手がないまま朽ちていくのを見るにしのびない。その気持ちと、ふたりともキリスト教徒として育っていくうちに植えつけられた倫理観が、ソーシャルエンタープライズという形になったのだ。

彼らの最初のプロジェクトは、駅のすぐ近くにある、目立つような建物ではないけれど、何となくノスタルジックな家。維持費がかかりそうだったけれど、取り壊すのは残念だ。社会に役立つ形でこの建物を生かせないか。

実現したのは「スローダウン、そんなに急がないで」という意味の、「デ・オントハースティング」というランチルーム。運営者は非営利の財団。

お昼に行くといつも混んでいて、普通のレストランのようだ。だけど働いている人たちの大部分が知的障害者。よく見ると、ウェイターやウェイトレス、キャッシャーはときどき戸惑うし、客のなかに顔見知りがいるとものすごく親密になったりする。コックはプロで、レストラン内には数名の「付き添い者」が、やはりウェイター・ウェイトレスとしてついている。全体の雰囲気は、活気のある、よく機能しているレストランだ。

デ・オントハーステイングはオランダで最初の知的障害者が働くレストランだとヤンヴィレムは言ったけれど、その後ニョキニョキとオランダ中にできた。小さい町も含めて、どの町にもあるという印象だ。

ファイナンシングがユニークだ。従業員のサラリーその他の経費は、レストランの売り上げプラス、知的障害者従業員がここで働かなければ行く、そうすれば自治体が払うことになるデイサービスの額なのだ。つまりこのレストランは障害者のためのデイサーヴィスとみなして、市町村がその分をもつ。

私と一緒に行った日本人が感銘を受けたのは、働き手が生き生きとしていること。「付き添い者」は控えめで、レストランの従業員として必要なところは手助けしたり注意はするけれど、決して上司ぶったりしないということだった。

ちなみにここも含めて、オランダのソーシャルエンタープライズ系の飲食店は有機食材が原則。環境問題・食品に関しても社会的なスタンスなのだ。

ヤンヴィレムとエミールのもうひとつのプロジェクトは、アーモスフォートの中世の市街地にある一六世紀の元神学校を、ケア付きの高齢者住宅プラス退院後のケアを提供するケアホテル、ヘット・セミナリに変身させたこと。これは彼らにとって、大変なプロジェクトだったらしい。国の年金プラス民間の年金で暮らす平均的な所得の高齢者を対象として、最高の環境を提供するのが目的だった。動機は社会的でも、企業として継続できなくてはならない。

このプロジェクトの場合、最初の大きな課題は、大改造を要する建物を購入するにあたって、事業として持続可能性を維持できる上限額の細かい計算だった。工事が始まってから社会保障制度が変わったので、果たしてやっていけるか真っ青になったとのこと。

ヘット・セミナリは、すばらしいケアレジデンスになった。各住民は独立したアパートに住み、食事はゆったりとした元チャペルの共同スペースで。希望すればアパートにも持ってきてくれる。静かな内庭。自分のフラワーボックスで植物を育てることができる。建物の周辺はとても静かだけれど、繁華街にあるから外出の楽しみもある。

ケアの費用は長期ケア法（WLZ）から出る。賃貸アパートの家賃は、一定の所得以下であれば、自治体から家賃援助が出る。まあ、収入という点からいえば平均的な所得の人たちかもしれないけれど、学歴からいえば相当高い人たちがおもに住んでいるようだった。住民は全員八〇歳以上だと思うけれど、見せてもらったどのアパートにも読みかけの本があったし、英語もけっこういける。ヤンヴィレムに厳しく苦情を言う九三歳の女性もいた。

この看護師不足のオランダでも、ヘット・セミナリでは、看護師を集めるのにもヴォランティアに来てもらうのにも苦労していないということだった。若い看護師は病院で働きたがる傾向があるせいか、ここの看護師の平均年齢はけっこう高かった。けれどヤンヴィレムはそのことを決して否定的にとらえていない。というのも、とくに夜間は、看護経験だけでなく人生経験も積んでいないと、住民のニーズに応えられない。夜間になってナースを呼ぶ住民、あるいは見回っているとき落ち着きのない住民は、自分の人生について語りたいか、自分の人生の意義についての疑問を打ち明けたいことが多い。そのようなときは、よく眠れるようにホットミルクを持ってきてあげるだけでは十分でない。じっくり語り合えるナース、しっかりと抱きしめてあげるのを厭わないナースが適しているのだ、というのがヤンヴィレムの説明だった。

ヤンヴィレムとエミールは、アーモスフォート駅に隣接している場所で、「一等車」という意味のデ・イアストクラスというレストランも運営している。これはユトレヒト市のザ・カラー・キッチン同様、無資格の若者が就職できるような経験を積めるようにするのが目的だ。それからもう一ヵ所、元犯罪者とホームレスが働く自転車駐車場も運営している。

やはりアーモスフォート市住民の私の知人バーバラは、高齢になったらどのように暮らしたいか仲間と語り合った末、新しい図書館の建物ができたので市が処分することになった古い図書館が理想的なベースとなるという結論に達した。そこで仲間と協同組合を設立して、アーモスフォート市からこの元図書館を買って、すばらしいアパート群に仕立てた。なんと「そのついでに」、市に働きかけて、以前は路上駐車場だった図書館の前の敷地を、歩行者天国の緑地にさせてしまった。商業的な開発会社も入札したくらいだから、もちろんものすごい忍耐とネットワーキングと創造力が必要だったけれど、とにかく実現させたのだ。

協同組合はソーシャルエンタープライズではないけれど、社会的な問題解決のひとつのやり方であることに違いはない。オランダは伝統的に協同組合が幅をきかせていたけれど、一時存在感が薄くなった。それがとくに住宅と家庭向きのエネルギー関係で、再び話題になるようになってきたのだ。

社会的企業チャンピオン

ソーシャルエンタープライズで最後までとっておいたのは、規模も範囲もオランダでナンバーワンのクリンググロープヴィンクル（kringloopwinkel(s)）だ。「クリング」は「サークル」、「ロープ」は「動く、まわる」、「ヴィンクル」は「店」という意味。

クリンググロープヴィンクルは、一九八〇年代初期に始まった。寄付あるいは廃棄された中古・新品の衣類、家具、その他もろもろの品を洗濯・修理し、あるいはそれらを材料として手製の品を作り、売る店を指している。たいがい工業地帯周辺にあって大規模だ。通常のリサイクルショップと違って、目的は利益ではない。クリンググロープヴィンクルの目的は、サーキュラーエコノミーとインクルーシヴ社会の実現、それからプロとして事業を運営すること。

全国に約一七〇〇のショップがあり、年間の客数はオランダのイケアとほぼ同数の二五〇〇万。一回の来店につきひとり平均八ユーロ購入するけれど、低所得者や難民は、自治体を通じて無償でクリンググロープヴィンクルの品を選ぶことができる。

二億五〇〇〇万ユーロの売上高の一部だけを集めた品を分類する費用に充て、残りのほぼ全額が人材に再投資される。収入の九〇%が品の売上高で、一〇%が補助金・寄付だそうだ。

廃棄物処理の一翼を担い、社会的な就労の場を提供するので、自治体と連携するショップもある。就業訓練の場として、公的な就労支援を行う被用者保険給付実施機関、地域企業、難民センターなどと連携しているところが多い。

社会的な貢献としては、まずは雇用の創出がある。二万人が働いていて、そのうちの一四%が正規=有償従業員、一七%が社会支援法などを適用されている人たち、三一%がヴォランティア、一四%が実習生、二四%が居住許可が下りた難民を含むその他の人たち。

クリングクロープヴィンクルで働いている人たちのなかには、アルコール・薬物中毒者、元受刑者、拘置所収容に代わるコミュニティサーヴィスとしてきている人がいる。また、うつ病になった教師、燃え尽き症候群の人、かつてあらゆるレヴェルの職をもっていた失業者やトラック運転手、知的障害者、身体障害者、健常者のヴォランティアも働いている。クリングクロープヴィンクルは、こういった人たちが入り混じって働き、ともになごむ世界となっている。同じショップで働いている人たちの家族意識は強く、元アル中の従業員が、一緒に働きながら現在アル中の患者にアドヴァイスをするし、仲間が病気になれば必ず誰かが見舞いにいく。

ここで働く人の大部分は、通常の職場で就職できない人たちと実習生だ。クリングクロープヴィンクルで就業訓練をして、クリングクロープヴィンクルあるいは別の職場で有償の職、あるいは現在とは異なる職に就けるようにするという、就労訓練の場となっている。

クリングクロープヴィンクルが実施する教育には、セールススキル、社会スキル、製品に関する知識・情報、精神的に虚弱な人たちとの付き合い方、ショップ管理のノウハウ、盗難予防、「限界を超えた」行動の客への対応方法、省エネについてなどがある。

もうひとつの社会貢献は、自然環境に関すること。業界協会に加盟している約二〇〇店だけでも、市民が処分した品を焼却処分するのではなく再利用することによって、二〇一六年には、約一二万トンのCO2排出削減になった。これは五万世帯近くの燃料消費に相当する。省エネワークショップ、修理ワークショップを開催する店もあるし、環境に配慮して、レストランがある店では自然食品を使っているそうだ。

クリングロープヴィンクルの社会貢献は客に関してもいえる。ここでは何も買わずに一日過ごしても誰も文句を言わないので、セルフヘルプのデイケアのようなものだ。クリングロープヴィンクルをふたつ目のホームと感じているのは、働いている人たちだけではなく、客のほうにも大勢いるようだ。何しろふところも時間も気にしないで、ショッピングや外食が楽しめるのだ。

低所得高齢者、知的・身体障害者、難民から、女同士で半日過ごす富裕層、三代できている労働者階級の家族もいる。毎日運び込まれる本をチェックしにくるインテリ層もいれば、全国のクリングロープヴィンクル制覇に情熱を燃やす若者、初めての自立生活に必要な家具をあさりにくる学生もいるというように、オランダ社会の縮図となっている。

昔からあるクリングロープヴィンクルは大倉庫のような印象だけれど、新しいショップは、内装品はすべてリサイクル品ながらよい雰囲気のところが多いし、レストランがあるところも増えた。修理ワークショップ、ファッションショー、カルチャーイヴェントなどが次々と開催される。「読書の週」には全国の本屋や劇場で催し物があるけれど、クリングロープヴィンクルの書籍部で行うイベントにかなうところはそうはないだろう。

クリングロープヴィンクルに親近感をもつ近所の企業は多く、従業員のクリスマスパーティにケーキを寄付するケーキ屋もあれば、売れ残った券を寄付する劇場もあるし、ここで就労訓練を受けた人たちを定期的に雇ってくれる地元の会社もある。また修理した自転車を難民用にすべて買い上げる自治体もあるというように、クリンググロープヴィンクルは地域であたたかく受け入れられている。

貴重かもしれないと判断された品に関しては、プロが無料で鑑定しにきて、定期的にショップ内で競りに出される。美術品について独学で知識を身につけたあるトルコ人の従業員は、トラックで運び込まれる品をいつもチェックするのだけれど、あるとき「これは！」と思った絵が本物のモンドリアン作だと判明した。発見者はあえて外部の名の通った芸術品の競売場に出さず、いつものようにショップ内で競りをして、全国のメディアでもてはやされた。

8章　がんばってね、ポジティヴヘルス

医療の原点へ

ナイケルクの健康センターを視察していた日本からきたグループのある女性が、「あ、ここがコールセンターなのですね」と言った。家庭医グループ診療所にコールセンターなどあるはずないと思いながら、その人が指したドアのプレートを見ると“Spreekkamer”と出ていたので、「これは診療室ですよ」と訂正した。オランダ語が少しわかるその人は、「そうなんですか。スピーキングとルームのコンビネーションだから、コールセンターだと思っちゃった」と笑った。

次の階に行く階段を上りながら、「そうか、診療の真髄は話し合うことにあるんだ」と、しみじみ思った。

日本でも、「お金にならなくても、患者の話にはじっくり耳を傾けます」という診療所があるのを知っている。延命医療の是非が日本で大きく取り上げられているけど、根気よく話し合いを

している医師は訴訟問題を恐れていない。延命医療を研究する会田薫子は、「患者家族に『AHNの差し控え』という選択肢を提示する少数派医師は……患者家族と話し合いを繰り返しながら臨床上の意思決定に至るので、法的な懸念は実体としては存在しないと考える……患者家族が納得しても、医療スタッフのなかに延命医療の中止等に関して批判的な意見があれば、やはり、身の安全は図れないと述べた医師もいたが、患者家族とコミュニケーションをよく取ることに重点を置く医師は、医療チーム内でのコミュニケーションもよく取っており、患者家族と医療スタッフ全体での合意形成を日常的に行っていた」と記している。

日本語なら、医療でまず出てくる言葉は「看護」と「手当て」。見守ることと、向かい合っている人の肌に触れること。見守ることは、見捨てないこと。

いったいいつから、高度な医療機器や、誰がどうやって支払うのだろうかと首をかしげたくなるほど高価な薬剤が、ケアの世界でハバをきかせるようになってきたのだろう。この嘆きの感慨は、私だけが抱くものではないはずだ。一方的に上昇を続ける医療コストと高齢化も、日本とオランダの問題だけではない、すべての先進国の問題だ。

ポジティヴヘルスの土壌

なぜポジティヴヘルスがオランダでめざましいスピードで根をおろしつつあるかの問いの答えのなかに、「目には見えていなかったけれど、空気のなかにすでに存在していたんだよ、求めていることとして」と言った人がいた。「タイミングが合ったんだ」というコメントもあった。

マーストリヒト大学精神医学教授のジム・ファン・オスはもっと具体的だ。一九八〇年代にもオランダのメンタルヘルスケアを再編成しようとする動きがあったけれど、組織が大規模過ぎて成功しなかった。イギリスで何年も前にメンタルケアでシェアード・ディシジョン・メーキング（協働的意思決定）を導入しようとしたときも、制度の準備が整っていなかったので成功しなかった。最初はパイロットとして試験的に導入すべきだけれど、今のオランダなら土壌はある。ポジティヴヘルスは「もう発車した列車だ。進行を続けるよ」と、ファン・オスは確信している。

ポジティヴヘルスの登場が、医療技術の発達が単純にすばらしいと受けとめられていた一九五〇年代であったら、誰も歓迎しなかっただろう。オランダでヘルスケアが市場志向になって、ケアが細切れになり、保険会社が大きな顔をする前だったら、別のアプローチを願う気持ちなど存在しなかったかもしれない。さまざまなステークホルダーが「待ってました」というようにポジティヴヘルスを迎え入れたのは、深刻になったコスト削減のニーズと、人間的に対応してもらいたいニーズの広がりがマッチした、幸せな偶然、セレンディピティだったのかもしれない。

人間的なアプローチを求めていたのは市民・患者だけではない。効率と「プロダクション」に追われる今日のあり方に嫌気がさしている医療者は多い。仕事をやめる家庭医はあまりいないけれど、「時計を見ながら手術するんだ。膝だったら八五分。時間内に仕上げないと、後がつっかえちゃうんだ」というような日常で、職を離れる専門医は多い。だからこそ、既得権を失うことになる専門医連盟が、患者主導のもとに、ゆっくりかける時間と信頼がベースになる将来のヘルスケア構想を否定しないのだろう。

「社会的・身体的・感情的問題に直面したときに適応しみずから管理する能力としての健康」。ポジティヴヘルスは幅広い社会運動に発展したコンセプトであって、それ自体はマニュアルでもなければ、政策でもない。これさえやればポジティヴヘルス、という定義でもない。ポジティヴヘルス運動はオランダで進行中、むしろ始まったばかりだから、漠然とし、曖昧さがつきまとう。けれどだからこそ、市民が心のどこかで抱いていた「こんなはずじゃない」という気持ちにふれ、「そうだ、そうだ」という共感を呼ぶのだろう。

文化表出の玉ねぎモデルでいえば、一番奥の「価値観」にタッチするのだと思う。表出はさまざまだけれど、核の部分で結ばれているので、すそ野が広い、生き生きとしたヴィジョンになったのだ。

とりあえず私がホッとしたのは、この数十年定番用語になっていた「ケア消費者」と「クライアント」がポジティヴヘルスボキャブラリーには姿を見せず、「市民」「市民・患者」あるいは「住民」が復活したこと。

ビュートゾルフから予測できること

3章で紹介したビュートゾルフモデルはすでに確立されているので、実施されるポジティヴヘルスの要素と、ポジティヴヘルスに基づく将来の政策の方向を具体的に知るのに役立つ。ちょっとおさらい。

ケアは、まずは本人主導。優先されるべきは自助、だから本人ができることには手を出さない。全人的なアプローチ、医療だけではなく福祉もかかわってくる。ネットワーク型。本人と本人にかかわる専門職のネットワークを活用する。フォーマルケアのスタート時から、家族・地域を巻き込むインフォーマルケアを視野に入れ、脱フォーマルケアを目指す。地域密着。支援するチームの自律、小チーム体制、チームワークの重要性。多職種協働、専門職の裁量権の尊重。専門職として倫理を守る。情報技術の活用。

患者志向として、必ずしも医者ではなく、患者にもっとも近い専門職がケアのコーディネーターに適切とする。

組織としても、管理者がいないネットワーク型。シンプルに物事をとらえ、ほんとうに必要でないことはしない。

良いと思われることを思いついたなら、とりあえずやってみる。積極的にイノヴェーションに取り組む。

3章ではふれなかったけれど、必ずしもすべてのナースが、ビュートゾルフでハッピーというわけではない。指令どおりに動くのに慣れたナース、新卒のナースは病院勤務のほうを好む。

ビュートゾルフのコンセプトに基づいて新しい組織を創るほうが、既存の組織をビュートゾルフ型に再構築するより成功率は高い。ＩＴの導入、小チーム編成まではある程度簡単にできるけれど、組織全体をビュートゾルフモデルに変革するのは困難。組織トップのビュートゾルフモデルに対する完全なコミットメントと現場の意欲が必要で、必要なくなる管理者を解雇するだけで三年はかかるといわれている。

これらビュートゾルフの特徴は、ポジティヴヘルスの姿でもあると思う。けれど、良いところどりだけにならないように、今まで指摘されてきた問題点をまとめてみよう。

ポジティヴヘルスの課題

二〇一六年に発表された調査「健康の新しい動的コンセプトの『患者志向』の操作化に向けて――混合研究法」で関係者が表した懸念を、もう一度リストアップする。

①このコンセプトの範囲は広すぎる。これは人生全体についてであって、健康についてではない
②「健康とはおもに疾患がないこと」という見方を否定する
③本人の相当なインプットが要求されるが、はたして誰もができることなのだろうか？
④各自の責任をともなうが、それは本人が欲することなのだろうか？
⑤現実の疾患の重要性と影響を無視するようだ
⑥医師の診療を受けるのを、延ばしすぎるリスクがある
⑦既存のよくない環境にも人々は適応すべきだと政策策定者に口実を与える可能性がある

実際にポジティヴヘルスを導入した組織の関係者は、さらに次を指摘した。

⑧すばらしいけれど、実行は難しい
⑨患者に主導権をもってもらうには努力が必要
⑩システムに慣れた人にとってはむずかしい
⑪人間関係が中心なので、組織側の調整が必要
⑫治療志向の現在の医療者に、患者の生きがいを検討する勇気があるか？
⑬エヴィデンスベースト医療と人間志向医療をつなげるのは簡単でない
⑭効果を測定することができない。六軸に関する裏づけの調査が十分でない

①「範囲が健康以上」。それこそこのコンセプトの強みだという見方のほうが強い。実際に福祉、教育、ビジネスにもポジティヴヘルスのコンセプトは適用されている。また患者は、生涯を通して、健康は人生のすべての面と関係あるととらえている。

②「疾患のないことと健康のつながりを否定する」。ポジティヴヘルスは治療志向の医療を否定するものではなく、両立するものだと、ヒューバーは何度も何度も説明している。六軸のひとつである「身体的機能」が、「疾患のないこと」を含んでいる。

③「誰もができることなのだろうか」。できない、が答え。求める人にしか効果はない、だからガイダンスは「テーラーメード」になる。

④「各自の責任は本人が求めることなのか」。本人が自己主導に必ず関連する責任を引き受けないかぎり、三つ目のポイントと同じこと。

⑤「現実の疾患の重要性と影響を無視する」。無視しない、「身体的機能」でカヴァーするということになる。

⑥「医師の診療を受けるのを、延ばしすぎるリスク」。あるかもしれないけれど、ヒューバーは地域で気軽に健康について相談できる場所が増えることが望ましい、という考え。あらゆることを医療の問題として考え、医師の介入を求め過ぎる傾向が是正されるかもしれない。市民の抱えている問題は、実際には医療分野のものではなく、福祉の問題、社会的な問題かもしれない。そのような面に早くから目を向けることによって、医者に行く必要性を軽減するのも、ポジティヴヘルスの目指すところ。

⑦「すべてを個人の責任に押しつける口実を政策策定者に与える」。これがもっとも大きなリスクではないかと私は思う。「市民の自立」が一方的に政治家の口によくのぼるようになって、制度の複雑性がいかに市民の経済的自立を阻んでいるかの例がメディアに取り上げられている。

経済的に健全であることは、身体的・精神的な健康の前提であるという見方が強くなってきて、インキュベーターやヘルスインパクトボンド、あるいは市町村の一般的な活動として、市民の借金管理と就労が重視されるようになっている。借金の大きな原因のひとつは、いったん償還された税金が、調整で再課税され、期日内に払わないと罰金がつくことだと国民健康・社会評議会（RVS）の調査で判明した。また、あるオンブスマンの調査では、学校に通う子どもをもつ、パートで働くあるシングル親の場合、一二の異なる社会保障関係の当局とかかわらなくてはならず、記入しなくてはならない書類は一七種、という例が挙げられている。市民の自立を奨励するのであれば、政府は自立の妨げとなるようなことはするな、というわけだ。

もちろん、ややこしい手続きは関係なくても、金銭的な問題はなくても、自立が困難な人たちはいる。「健康を促進する活動は、本人の能力と活動に対するモチヴェーションを考慮すべき」という点を、最初から念頭におき、「クモの巣」の使用などで早期に発見して、テーラーメードの対応となるべきだ。

⑧から⑬のポイントは実施のむずかしさについてだけれど、否定できない。ビュートゾルフモデルがそうであるように、とくに既得権と関係があると、組織を変えるのはむずかしいし、自律的な行動より、決められたパターンで動くほうがよいという患者も医療者も一般市民もいる。玉ねぎの「価値観」の部分はなかなか変えられない。どうしようもない。医療者教育制度はすでに変わりつつあるので、新しい世代を待つか、危機を待つかしかない。

最後の⑭、効果を計量化できる評価ツールの欠如については、最初の試みは成功しなかったけれど、現在iPHで取り組んでいる。

実施者の認識

一般に実施者も、上記の調査のポジティヴヘルスのプラス面を共有していた。繰り返す。

・人間は患っている疾患以上の存在であり、疾患があっても健康になる潜在力があることを強調する
・弱点ではなく、もっている力に焦点を当てる
・自己管理の側面
・自己責任の側面
・健康とは静的な状態でなく、動的であるとする
・患者と医療提供者の関係をもっとバランスのとれたものにする

ポジティヴヘルスを取り入れている組織の関係者からは、これらプラス面以外にも、次のようなコメントがあった。

・問題・症状・ガイドライン・プロトコールというモノカルチャーからの解放だ
・患者が病気なのではない、人間が病気にかかっているのだ、と意識するようになった
・小規模単位で適用するのがいい。大規模だと、どうしても患者との人間関係を失いがちになる
・スケールは小さく、その人に関する支援は統合した形で
・パターナリズムから、よく話を聞き、お互い質問し答えるという、よい対話志向に変わって

いかなければならない

- 診断を出す前に、「この患者のことを十分に知ることができているか」と自問するようになった
- 「クモの巣」を使うようになって、患者との対話がよりスムースになった
- 専門職として患者との距離を保つことから、専門職として患者に接近するというマインドセットの変化だ
- 出発点は人間としての患者。その人に何ができるかを把握し、それを取り上げてはならない
- 積極的な治療から、患者とともに解決策を探るというスタンスになった
- 成功すると、以前よりよいケアになり、ＱＯＬが向上する
- 根づくまで時間が必要
- 導入するだけではなく、ルーティンになるようにしなければならない
- これは昔のやり方の再発見だ
- 現実を反映させる
- パワフルなインスピレーション。導入のためのプレゼンを準備していたら、その様子を傍目で見ていた従業員がポジティヴヘルスに取り組み始めた
- 各自がもっている意欲にマッチする
- レジリエンスモデルは、患者―医療者だけではなく、医療者間、医療者―組織にも適用できる

私のポジティヴヘルスに関するささやかな願い。解読不可能な医者の字はコンピューターで解決したけれど、これを機会に医療者たちが「市民言葉」で市民・患者と語り、記録をとってほしい。

私のフィーリングでは、ポジティヴヘルスを導入する組織には、生き生きとした雰囲気が出てくる。現在、看護師不足。それにオランダのケアセクターも教育も福祉も、ヴォランティアなしにはやっていけない。魅力のない職場には専門職もヴォランティアも来てくれない時代だ。その意味でもポジティヴヘルスは貢献してくれると思う。

これからの制度

他国と比べるとオランダのヘルスケアは、とてもよいということはわかっている。けれど改善の余地たっぷりなのもたしかだ。

問題ナンバーワンは、官僚化、つまり政府・保険会社が要求する基準を満たすための事務処理の時間とお金がメチャクチャにかかること。どの医療者も、組織のマネージメントも、小さなケアファームの運営者も、まず口にする苦情がこれだ。

夫婦だけでやっているケアファームでも、会計士を雇わなくては本職に費やす時間がなくなってしまうとのこと。こじんまりした子どもホスピスのディレクターは、規模に対して会計士の費用があまりにもかかるので、社会保障・保険会社からの償還はきれいさっぱりあきらめて、寄付だけで事業を継続することを真剣に考えている。一般的な傾向として、当局とヘルスケア専門職・組織の連絡は、会計士同士になってきているそうだ。こんなことでよいのだろうか?

市場志向を狙ってのケアの民営化、つまり保険会社の支配は、医療コストは下がらないまま、事務の肥大化に結びついた。というのも、実質的には四つの保険会社が市場を握っているのだけれど、この四社の傘下には買収した二〇社以上の保険会社があって、各社のブランドはそのまま残っている。家庭医なり理学療法士なり病院が料金の交渉をするのは、この四社ではなく、なんと各ブランド。理論的には二〇社以上と交渉をしなくてはならない(家庭医の場合、実際には一定地域で展開している会社は四社程度とのこと)。個人診療所の家庭医はもとより、グループ診療所をやっているところでさえ、「家庭医対保険会社なんて、規模が違い過ぎる。ほんとうの意味での交渉なんて絶対できないよ」と言う。ましてや独立して活動している理学療法士、心理療法士、訪問看護師などは、保険会社との交渉で気が滅入ってしまうだろう。

料金交渉だけではなく、二〇数社独自の品質基準、透明性基準と報告手順などがあるのだから、保険会社とかかわる医療者・組織のたいへんさがわかるだろう。個々の負担を軽減するために、うっかり当事者同士が組んで保険会社と交渉する、あるいは保険会社間で共同ラインを打ち出すとなると、競争法に触れてしまい、下手をすると重い罰金が科せられるそうだ。「規制下の競争原理」なんて、公共と民間の悪いところどりだ。

たいへんなのは保険会社とのお付き合いだけではない。以前は国の責任だったケアが「身近な」地方自治体（市町村）に移管されてから、やはり事務作業が劇的に増えたのだ。なぜなら、いくら管轄は自治体でも国から予算がくるので、国に提出しなくてはならない事務も相当残っているうえに、自治体間でバラバラな請求・報告手続きがあるからだ。

医療者・ケア組織は多くの場合、複数の自治体に住む患者を抱えている。するとある自治体では償還されるケアが、隣の自治体では償還されない、といったことが出てくる。提供する義務はあるのに自分の市町村で提供していないので、別の市町村にある医療者のところに行くと、償還してくれない。どこもリスク回避で、計測・証明を求める。

原則としてはゼロライン、一次、二次、三次に分かれている現在のピラミッド型ヘルスケア構図は、ボロボロと形を失いつつあり、そのうち完全に崩壊してしまうだろう。いずれにせよ、将来は職種間の垣根を取り払った、患者・市民を中心とするネットワーク型の組織になることが想定されている。

そのときの社会保障・ヘルスケア制度はどうなっているのだろうか。償還制度は？ 現在の長期ケア（国）、短期医療ケア（民間保険会社）、在宅ケア・福祉（自治体）と分裂した制度で対応できるのだろうか？ それとも、昔の家庭医がそうであったように医療者に対するペイは市民ひとりあたりの人頭払いにすべきか、それとも時間単位？ はたしてケアに関する専門職の裁量と倫理観を尊重し、現在の事務量をドラスティックに削減することができるのだろうか。

二〇三〇年に向けて、ポジティヴヘルスのコンセプトを中核とするケアそのもののヴィジョンが相当固まってきているのに比べて、制度の方向性はまだ不透明だ。

熱烈歓迎ポジティヴヘルス様

私がオランダに住むようになってからの四〇年あまりの間に、この国の政策は福祉国家から福祉社会へ、そしてコミュニティベースの自助・共助へと移り変わっていった。社会全体に目を向けると、自己決定権の尊重とネットワーク化がめざましい。そして今、クリーンな地球、気候変動、そしてヘルスに焦点をおくサーキュラーエコノミーへの関心が高まってきている。

日本の政策も、ある意味ではオランダの政策と似たような移行をしている。日本の近い将来のヴィジョンである「健康日本21（第二次）」では、オランダの動きのように、地域志向、予防、身体中心から精神面と社会参加も重視する傾向が明らかだ。都道府県の計画があるし、「インキュベーション」と多少類似している、健康寿命延伸に賛同する企業・団体メンバーを集めた「スマート・ライフ・プロジェクト」もそろっている。日本もオランダ同様、さまざまなプロジェクトを集大成していく計画だ。

だけど悪いけれど、数字のオンパレードで、何となくお役所的なのだな、「健康日本21」は。ただし二〇一七年に発表された厚労省「新たな医療の在り方を踏まえた医師・看護師等の働き方ビジョン検討会」の報告書では、もっと具体的にオランダで踏み出している方向に焦点を当てているようだ。

日本でも「健康日本21」とは別に、全国各地の自治体でさまざまな取り組みがあり、NPO・

NGOを通じて市民が活発に動いていると聞く。私自身、日本でいくつもすばらしい「とにかくやってみる」型の個人のイニシアティヴを目撃したし、若年性アルツハイマー病になった日本に住む妹の問題に直面したとき、ルールより倫理を優先したある方とその方が属する組織の対応にどれほど感謝したことか。たしかな手ごたえのあるこれらの動きを結びつける思想・コンセプト、それに出会いの場となるプラットフォームがあれば、きっと雪だるま効果で政策に具体的な影響を与えられるようになるだろう。

オランダでは、一市民が火つけ役だったポジティヴヘルスのコンセプトが、新しい方向を貫く方法論となり、運動となった。草の根、ボトムアップのせいか、息に弾みがあって、「新しい考え方とは、やってみること（Het nieuwe Denken is Doen）」というスローガンを反映する心がまえがあちこちで目立つ。社会のイノヴェーションは、市民が自発的に責任をとることから始まる――その具現化が散在しているのだ。

認知症の人と家族の集いの場である、ワーハニンゲンにあるオデンサハウス・ヘルダーセヴァライ。のびのびとした雰囲気だ。燃え尽き症候群寸前だったビジネスウーマンが、オデンサハウスのコンセプトに心を打たれ、たったひとりのヴォランティアと始めた。数年後の現在、社会支援法が適用され、「オランダ一眺めのよいミーティングプレース」をルイザ・ボスカーは運営している。

アルコールOK、タバコOK。住民のやりたいことはすべて「イエス」。手抜き介護のほうが本人の健康のためにいい。介護で節約したお金は、ハンサムなバーテンダーや豪華なパーティにかける。そのほうが高齢者をハッピーにするんだ、というハピネス・イエス文化を、ルールをたんまり破りながら、ヒュマニタス高齢者住宅で展開したハンス・ベッカー。

7章で紹介したバーバラだって、生まれて初めて協同組合を設立し、開発会社を相手どって、理想の老後の住まいを実現した。

意識的にポジティヴヘルスを実施したわけではないけれど、この人たちにはポジティヴヘルスのスピリットがあると思えてしかたがない。ハンスに訊いたことはないけれど、ルイザとバーバラはマフトルド・ヒューバーの大ファンだ。

オランダ社会は、ポジティヴヘルスを熱烈歓迎中。健康・福祉・スポーツ省、自治体（州、市町村）、公衆衛生、家庭医とその他ヘルスケア専門職、病院、在宅ケア、長期ケア、ヘルスケア専門職教育、青少年ケアとヘルシー学校運動、患者団体、高齢者団体、難民センター、都市計画者などなど、ポジティヴヘルスを抱きしめているところを挙げればきりがない。

私もポジティヴヘルスから元気をもらったみたいだ。一気にこの本を書いてしまった。書いているうちに私は七〇歳になり、ヒューバーのポジティヴヘルスの活動ベースiPHはグングン成長して、わが町より大都市のユトレヒトに引っ越した。ヒューバーは、難民など読み書きが苦手な人たち向けと、子ども向け「クモの巣」を制作中だそうだ。リンブルフ州ですでに始めたように、ポジティヴヘルスのインスピレーションを具現化したプロジェクトの全国的プラットフォームを立ち上げて、互いに学び、新たな試みを誘うようにしたいと望んでいる。その仲間たちは

「Coalition of the Willing（やる気満々もの同盟）」と呼ぶことにしているそうだ。

せっかちな私に彼女は注意してくれた。

「ポジティヴヘルスを否定する人たちは、放っておけばいいのよ。賛同者は次から次へと加わってくるのだから。『そんなこと、もうとっくにやっているよ』というのがけっこう要注意なの。そういう人たちは自分たちのやり方を顧みようとしないから。

ポジティヴヘルスのコンセプトに共鳴をする人たちの思いを込めた取り組みを、ゆっくりゆっくり確実に積み重ねていくことが大切。時間が必要、忍耐も必要よ。でもある時点でバランスがこっち側に傾けば、すごいスピードで広がっていくと思います。

ポジティヴヘルスは本人の主導が前提だけれど、支えのある環境があることも大切なのよ。そのことを忘れないでね」

ヒューバーの片腕となったカール・フェルヘイエンの付け加え。

「両方からのアプローチが必要なのだよ。個々のアンバサダーのような存在によってポジティヴヘルスを草の根から持ち上げていく力と、制度を変えていくというように上から働きかける努力が。ぼくたちはそのどちらにも取り組んでいる」

ヘルスケアのことだと思っていたポジティヴヘルスは、福祉にも、教育にも、食品やスポーツにも、ソーシャルエンタープライズやサーキュラーエコノミーにもかかわっているじゃないか。

「これは健康のことではない、人生全部のことではないか」と言った批判者は正しい。これでは収拾がつかないではないか。

でも、その一見カオスに見えるものこそが、縮小化することのできない私たちを取り巻く現実なのだ。そして現実の日常生活は、まずは私たちが住む場所から展開される。

オランダの地域レヴェルでは、「拡大近所」とでもいえる、住民同士が顔見知りになるチャンスのある地区が見直されている。地区としての疾病予防、ヘルスケア、教育やお金・労働の問題にも取り組む福祉・社会的な企業が、それぞれの自由と工夫を確保しながらも関係をもちあうネットワークとしてひとつになろうとしている。地区のネットワークが地域のネットワークにつながり、それが次の地域につながって、ネットワーク群のどこかで輝くアイディアや実践から学び合い、助け合う……。これこそ究極の地域包括ケアではないか。

地域や市町村は、国との連絡係として、また地域内ネットワークのコーディネーターとして、市民に包括的なケアが提供されることを確認する役割を果たしていくことになるだろう。

目まぐるしくテクノロジーが進化し、私たちが求めるものも揺れ動く今日、機敏性を欠くトップダウンのヒエラルキー組織ではニーズに追いついていくことなどできない。そのことを日本もオランダも、国として認めざるをえないはずだ。だから、経費削減と予算抑制のためだけに地域包括ケアを推し進めるのではなく、市民のニーズに対応するケアを、細切れにならない形で市民主導で実現するには地域が最適だと、積極的に歓迎すべきだろう。

オランダではポジティヴヘルスが、すべてのレヴェルにおけるイノヴェーションに富む活動を貫く概念になり、ヴァイタリティに富んだ運動にふくらみつつある。日本もポジティヴヘルスの

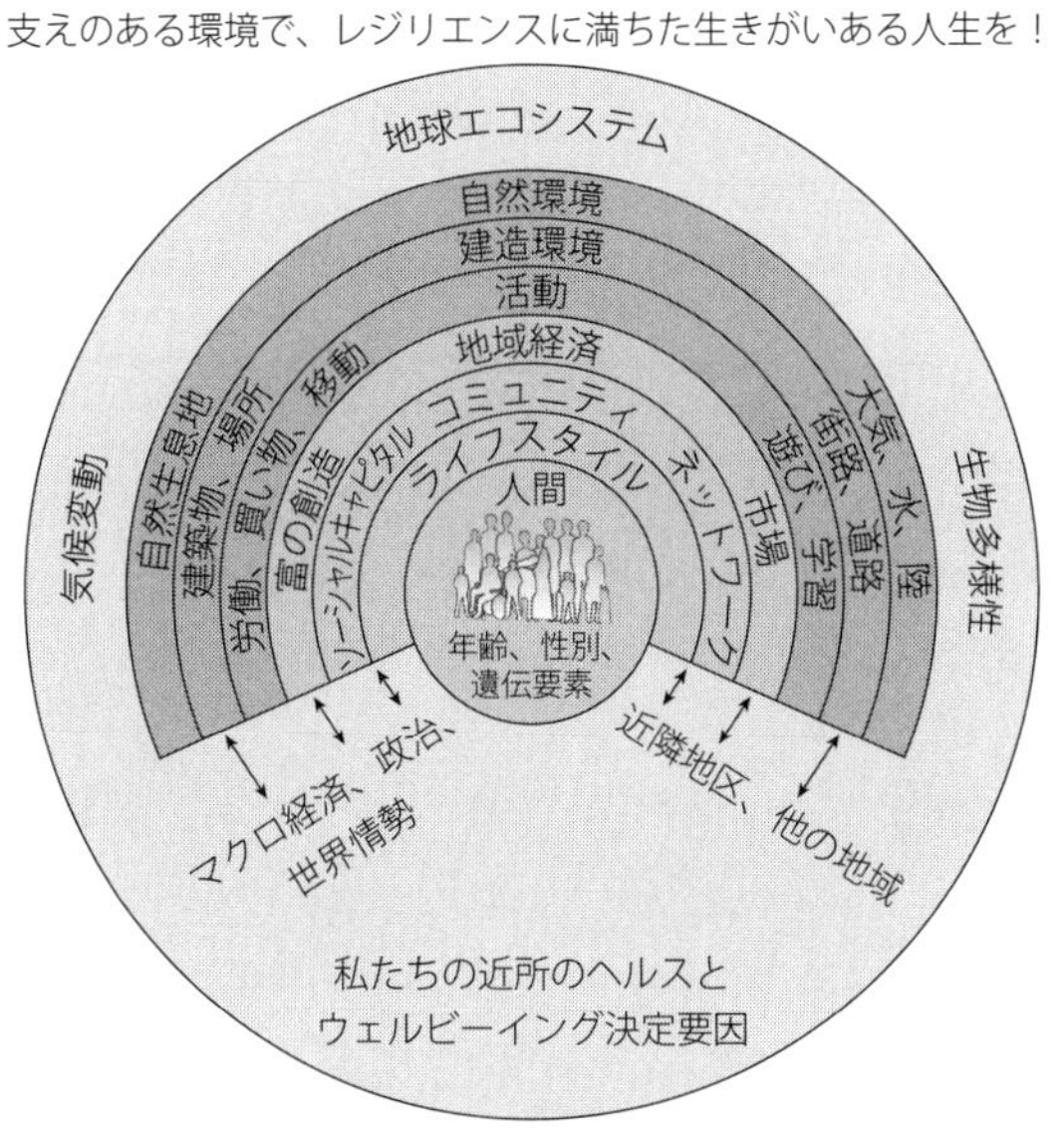

図8-1　ポジティヴヘルスの玉ねぎ（iPH提供）

地域包括ケアネットワークに仲間入りしてほしい。

　そうなのだ、私は分類された自分を生きているのではない。私を取り巻く社会を区分けする垣根なぞ、私の目には見えない。その日最後の愛犬ココとの散歩をしながら見上げる星空は、科学者のエヴィデンスで説明できるものではない。どういうわけかポジティヴヘルスなら、私を納得させてくれるのだ。

　最後に三つ目の玉ねぎ、ポジティヴヘルスの玉ねぎをシェアして、さよならとしよう（図8－1）。

参考文献・ウェブサイト

●1章

Huber, M., van Vliet, M., Boers, I.: Heroverweeg uw opvatting van het begrip 'gezondheid'. *NED TIJDSCHR GENEESKD* 160: A7720, 2016.

Huber, M., van Vliet, M., Giezenberg, M. et al.: Towards a 'patient-centred' operationalisation of the new dynamic concept of health: a mixed methods study. *BMJ Open* 6, 2016.（doi: 10.1136/bmjopen-2015-010091）

Huber, M.: Ontketenen voor beginners: een stille revolutie in de zorg met grote gevolgen-Machteld Huber. Paul Cremers Lezing, 2015.

Huber, M., Knottnerus, J.A., Green, L. et al.: How should we define health? *BMJ* 343, 2011.（doi: 10.1136/bmj.d4163）

Ten Napel, J., Calus, M.P.L., Veerkamp, R.F.: Genetic concepts to improve robustness of dairy cow. In: Klopčič, M., Reents, R., Philipsson, J. et al.（eds）: *Breeding for robustness in cattle*. Wageningen Academic publishers, 2006.

van de Laar, E., Olthuis, G.: Positieve Gezondheid als uitwerking van een nieuw gezondheidsconcept: Gesprek met Machteld Huber. *TGE* 27: 78-80, 2017.

van Steekelenburg, E., Kersten, I., Huber, M.: 'Positieve gezondheid' in Nederland: wie, wat, waarom en hoe? ZonMw/iPH, 2016.（https://www.ggdghorkennisnet.nl/?file=34585&m=1498128506&action=file.download）

上田敏、鶴見和子『患者学のすすめ―“内発的”リハビリテーション』藤原書店、2003

勝間靖「書評 安田佳代著『国際政治のなかの国際保健事業―国際連盟保健機関から世界保健機関、ユニセフへ』」『国際政治』180号、153-155頁、2015

神谷美恵子『生きがいについて』みすず書房、2004

桝本妙子「『健康』概念に関する一考察」『立命館産業社会論集』36巻、123-

139頁、2000
松田純「『社会的・身体的・感情的問題に直面したときに適応し自ら管理する能力』という新たな健康概念の意義とその影響」小出泰士（研究代表）『世界における患者の権利に関する原理・法・文献の批判的研究とわが国における指針作成』芝浦工業大学、2014

Is Ikigai the new Hygge? The Japanese concept of finding purpose in our lives. *Independent online*, 19 September 2017.（http://www.independent.co.uk/life-style/ikigai-hygge-lagom-swedish-danish-japanese-scandinavian-lifestyle-happiness-meaning-of-life-a7956141.html）
Ikigai: a Japanese concept to improve work and life. *BBC online*, 7 August 2017.（http://www.bbc.com/capital/story/20170807-ikigai-a-japanese-concept-to-improve-work-and-life）
Machteld Huber: "Positieve Gezondheid werkt alleen voor mensen die het echt willen". *ZELFMANAGEMENT*, 1 June 2017.（https://zorgenz.nl/nieuws/machteld-huber-positieve-gezondheid-werkt-alleen-mensen-echt-willen/）
Interview Machteld Huber: 'Het vermogen om zelf de regie te voeren'. *Medisch Contact*, 5 February 2014.（https://www.medischcontact.nl/nieuws/laatste-nieuws/artikel/interview-machteld-huber-het-vermogen-om-zelf-de-regie-te-voeren.htm）
野田浩夫ブログ（http://nodahiroo.air-nifty.com/sizukanahi/2012/07/bmj2011343-0eae.html）
静岡大学の松田純ページ（http://life-care.hss.shizuoka.ac.jp/index.php）

●2章

Logger, B., Weijnen, P.: De paarse zorgkrokodil is terug: onderzoek twee jaar na de decentralisatie. *De Groene Amsterdammer* 141, 2 August 2017.（https://www.groene.nl/artikel/de-paarse-zorgkrokodil-is-terug）
Awater, F., Koopman, E.: In de knel tussen ideaal en bezuiniging: onderzoek de 'verwarde' mens. *De Groene Amsterdammer* 141, 5 April 2017.（https://www.groene.nl/artikel/in-de-knel-tussen-ideaal-en-bezuiniging）

de Rijk, M.: De kosten in de zorg: onderzoek hoe ontwarren we het zorglabyrint? *De Groene Amsterdammer* 140, 19 October 2016.（https://www.groene.nl/artikel/de-kosten-in-de-zorg）
de Rijk, M.: Schrappen in 9 stappen: handboek bezuinigen in de zorg. *De Groene Amsterdammer* 140, 5 October 2016.（https://www.groene.nl/artikel/schrappen-in-9-stappen）
de Rijk, M.: De zeven plagen in de zorg: onderzoek-wie draait op voor de bezuinigingen? *De Groene Amsterdammer* 140, 14 September 2016.（https://www.groene.nl/artikel/de-zeven-plagen-in-de-zorg）
Health Consumer Powerhouse: Euro health consumer index 2016, 2017.（https://healthpowerhouse.com/publications/euro-health-consumer-index-2016/）（https://healthpowerhouse.com/publications/euro-health-consumer-index-2017/）
シャボットあかね『安楽死を選ぶ―オランダ・「よき死」の探検家たち』日本評論社、2014
堀田聰子「オランダの地域包括ケア―ケア提供体制の充実と担い手確保に向けて」『労働政策研究報告書』No.167、労働政策研究・研修機構、2014a
堀田聰子「地域包括ケア先進国オランダにおける多職種協働プライマリ・ケア―支えあい育みあう地域づくりを目指して」第５回日本プライマリ・ケア連合学会学術大会、2014b
堀田聡子「在宅ケアのルネサンス―オランダBuurtzorgの統合ケア」2012a（プレゼン資料）

De（on）zakelijkheid van de baas van Buurtzorg. *NRC*, 17 February 2018.
Behandelstop GGZ dreigt in Zeeland. *Trouw*, 28 August 2017.（https://www.trouw.nl/home/behandelstop-ggz-dreigt-in-zeeland~acdf8a96/）
'Door tot ik omkieper'. *De Telegraaf*, 26 August 2017.（https://www.telegraaf.nl/nieuws/317197/dollar-loek-door-tot-ik-omkieper）
Zo duur is de zorg in Nederland niet. *FD*, 18 July 2017.

●3章

Brindle, D.: Buurtzorg: the Dutch model of neighbourhood care that is going

global. *The Guardian*, 9 May 2017.（https://www.theguardian.com/social-care-network/2017/may/09/buurtzorg-dutch-model-neighbourhood-care）

Nandram, S.S.: *Organizational innovation by integrating simplification: learning from Buurtzorg Nederland*. Springer, 2015.

van den Elsen, W.: Waarom bestraffen we het succes van Buurtzorg? *Zorgvisie*, 7 June 2017.（https://www.zorgvisie.nl/blog/waarom-bestraffen-we-het-succes-van-buurtzorg/）

西村周三「ビュートゾルフと日本の地域コミュニティナーシング―日本がビュートゾルフから学ぶことと、オランダと日本のコミュニティケアの将来見通し」2014（プレゼン資料、ビュートゾルフ・シンポジウム）

野中郁次郎、竹内弘高（梅本勝博訳）『知識創造企業』東洋経済新報社、1996

ヘールト・ホフステード（岩井紀子、岩井八郎訳）『多文化世界―違いを学び共存への道を探る』有斐閣、1995

堀田聰子「オランダにおけるビュートゾルフの事例」『地域包括ケアシステム構築に向けた効果的・効率的なサービス提供のあり方に関する調査研究事業報告書（厚生労働省平成27年度老人保健健康増進等事業）』46-52頁、明治安田生活福祉研究所、2016a

堀田聰子「よりよいケアを希求する『船』としてのビュートゾルフ」『訪問看護と介護』21巻、346-351頁、2016b

堀田聰子「在宅ケアのルネサンス―オランダBuurtzorgの統合ケア」『The journal of JAHMC』23巻、17-20頁、2012b

堀田聰子「在宅ケアのルネサンス―Buurtzorg」『週刊医学界新聞』2986号、2012c（http://www.igaku-shoin.co.jp/paperDetail.do?id=PA02986_04）

Een meer dan hulpvaardig ministerie. *NRC*, 23 September 2016.（https://www.nrc.nl/nieuws/2016/09/23/een-meer-dan-hulpvaardig-ministerie-4421700-a1523111）

De Belastingdienst wil geld zien van Buurtzorg. *Trouw*, 7 June 2017.（https://www.trouw.nl/home/de-belastingdienst-wil-geld-zien-van-buurtzorg~a5dbdb40/）

Gevecht om overname contracten van failliet TSN. *NRC*, 18 May 2016.（https://www.nrc.nl/nieuws/2016/05/18/gevecht-om-overname-contracten-van-

failliet-tsn-1622164-a1021569）

Tegenlicht “Zorgeloos leven volgens Jos de Blok”. VPRO, 15 October 2017.（テレビ番組）（www.vpro.nl/programas/tegenlicht/kijk/afleveling en/2017-2018/zorgeloos-leven-volgens-jos-de-blok.htm/）

「特集 Buurtzorg（ビュートゾルフ）との邂逅—何を学び、どう活かすのか」『訪問看護と介護』19巻、2014

●4章

Commissie Innovatie Zorgberoepen & Opleidingen: Anders kijken, anders leren, anders doen: grensoverstijgend leren en opleiden in zorg en welzijn in het digitale tijdperk. Zorginstituut Nederland, 2016.（https://www.rijksoverheid.nl/documenten/rapporten/2016/11/17/anders-kijken-anders-leren-anders-doen）

Commissie Innovatie Zorgberoepen & Opleidingen: Naar nieuwe zorg en zorgberoepen: de contouren. Zorginstituut Nederland, 2015.（https://www.rijksoverheid.nl/documenten/rapporten/2015/04/10/naar-nieuwe-zorg-en-zorgberoepen-de-contouren）

de Rijk, M.: op. cit.

Raad voor Volksgezondheid en Samenleving: Recept voor maatschappelijk probleem: medicalisering van levensfase. Raad voor Volksgezondheid en Samenleving, 2017.

Raad voor Volksgezondheid en Samenleving: Zonder context geen bewijs: over de illusie van evidence-based practice in de zorg. Raad voor Volksgezodheid en Samenleving, 2017.

●5章

Reynen, M., Verheijen, C., Huber, M.: Limburg, de 1e Positief Gezonde Provincie: plan van Aanpak 2017-2019. iPH, 2017.

Siemssen, S.: Primary care in Nijkerk. 15 September 2017.（プレゼン資料、JUMPミッション）

Stichting OranjeVeste: Jaarverslag 2016. Stichting OranjeVeste, 2017.（https://

www.denijeveste.nl/wp-content/uploads/2017/08/DNVjaarverslag2016.pdf）
van Steekelenburg, E., Kersten, I., Huber, M.: 'Positieve gezondheid' in Nederland: wie, wat, waarom en hoe? ZonMw/iPH, 2016.（https://www.ggdghorkennisnet.nl/?file=34585&m=1498128506&action=file.download）
堀田、前掲論文（2014a）

●6章

Federatie Medisch Specialisten: Visiedocument Medisch Specialist 2025: ambitie, vertrouwen, samenwerken. Federatie Medisch Specialisten, 2017.（https://www.demedischspecialist.nl/sites/default/files/Visiedocument%20Medisch%20Specialist%202025-DEF.pdf）
van Steekelenburg, E. et al.: op. cit.

Veel meer inzetten op preventie van kanker. *de Volkskrant*, 16 December 2017.
Ik heb er moeite mee dat kankerpatienten worden weggestuurd met de boodschap dat ze zijn uitbehandeld. *PS*, 18 November 2017.
emile "Emile, al 12 jaar jong" "Emilelab" "Amsterdamse Wijkteams" "De emiler"（https://emile.nu/）
ZORG in 2030 "EMILE-DE THUISZORG VAN VANDAAG" "OPTIMALE ZORG-DAPPERE DOKTERS"（http://www.zorgin2030.nl/）

●7章

Bruneel, J.: Partnering between health care organizations and for profit companies: a need for integrated business models. Interreg North Sea Region SHINE, 2017.（http://www.northsearegion.eu/media/3315/shine_johanbruneel_kulak_wohc2017.pdf）
de Bruin, S., de Boer, B., Beerens, H. et al.: Rethinking dementia care: the value of green care farming. *J Am Med Dir Assoc* 18: 200-203, 2017.
Hillen, M., Panhuijsen, S., Verloop, W.: Iedereen winst: samen met de

overheid naar een bloeiende social enterprise sector. Social Enterprise NL, 2014.（https://www.social-enterprise.nl/files/9514/4181/6367/Iedereen-Winst-samen-met-de-overheid-naar-een-bloeiende-social-enterprise-sector-digitaal.pdf）

Milikowski, F.: Een luchtbedje met ontbijt. *De Groene Amsterdammer* 140, 13 April 2016.（https://www.groene.nl/artikel/een-luchtbedje-met-ontbijt）

Panhuijsen, S.: Development of social entrepreneurship in the Netherlands. September 5, 2017.（プレゼン資料、シェアNL）

van Paassen, D.: Winning teams: de Hacker（m）, de Hipster（m）en de Hustler（m）. *De Groene Amsterdammer* 141, 8 November 2017.（https://www.groene.nl/artikel/winning-teams-de-hacker-m-de-hipster-m-en-de-hustler-m）

Gemeenschap van goederen. *VPRO Gids*, 19 December 2017.（https://www.vpro.nl/programmas/het-succes-van-de-kringloopwinkel/lees/gemeenschap-van-goederen.html）

HEALTH IMPACT BONDS. Nationale DenkTank.（http://nationale-denktank.nl/jaarlijkse-denktank/health-impact-bonds）

'Het succes van de kringloopwinkel is feelgood-kersttelevisie. *De Groene Amsterdammer*, 12 December 2017.（https://www.groene.nl/artikel/het-succes-van-de-kringloopwinkel-is-feelgood-kersttelevisie）

Kringloopcentrum "Ekstertas & Huislijn"（https:/www.kringloopamersfoortleusden.nl/winkelen/ekstertas-huislijn）

kringloopwinkel "Missie & visie"（https://www.kringloopwinkels.nl/over-bkn/missie-en-visie/）

シェアリングエコノミー協会ホームページ「シェアで、日本を変える。」（https://sharing-economy.jp/ja/）

「共有経済」ウィキペディア

●8章

Raad voor Volksgezondheid en Samenleving: De zorgagenda voor een gezonde samenleving. Raad voor Volksgezondheid en Samenleving, 2017.

Raad voor Volksgezondheid en Samenleving: Eenvoud loont: oplossingen om schulden te voorkomen. Raad voor Volksgezondheid en Samenleving, 2017.
van Steekelenburg, E. et al.: op. cit.
会田薫子『延命医療と臨床現場—人工呼吸器と胃ろうの医療倫理学』東京大学出版会、2011

Niets doen is niet gemakkelijk. *nrc.next*, 17 February 2017.
Thomas, C.: Heeft u daar wel recht op? *De Groene Amsterdammer* 141, 25 October 2017.（https://www.groene.nl/artikel/heeft-u-daar-wel-recht-op）
Waarom ik met pijn in het hart de zorg verlaat. *AD*, 5 September 2017.

●付録 1

Ministry of Health, Welfare and Sport: Healthcare in the Netherlands, 2016.（https://investinholland.com/nfia_media/2015/05/healthcare-in-the-netherlands.pdf）
Ministry of Health, Welfare and Sport: Risk adjustment under the Health Insurance Act in the Netherlands, 2008.（https://www.government.nl/documents/leaflets/2012/08/10/risk-adjustment-under-the-health-insurance-act-in-the-netherlands）
Nederlandse Zorgautoriteit: Regulated Competition: Health care policy and the role of the Dutch Health Care Authority. Nederlandse Zorgautoriteit, 2017.

●付録 2

Broedplaatsen. Zorg in 2030.（http://www.zorgin2030.nl/broedplaatsen/）
Op Weg Naar Zorg in 2030. Zorg in 2030.（http://www.zorgin2030.nl/op-weg-naar-zorg-in-2030/）

※ウェブサイトはいずれも2018年3月1日最終アクセス。

付録1　2015年以降のオランダ医療・福祉制度

長期ケア法（WLZ：Wet langdurige zorg）

〔対象者〕長期に24時間ケアを必要としている人たち

〔保険者〕国

〔被保険者〕納税者（税金の形で保険料をとられる。言わば強制加入）

〔財源〕被保険者の保険料（15歳以上で課税所得がある者。課税所得の9.65％、上限3万3590ユーロ）と利用者の自己負担（全体の8％）。このふたつがオランダ医療ケア機構（NZi：Zorginstituut Nederland）が管理する長期ケア基金に入り、不足分は中央政府が公的資金をあてる

健康保険法（ZVW：Zorgverzekeringswet）

〔対象者〕1年以内の施設ケア、施設外の重度でないケアを必要としている人たち

〔保険者〕民間保険会社

〔被保険者〕オランダ居住者、非居住者のうち支払給与税対象者（WLZと同じく強制加入、ただし保険会社は選べる）

〔財源〕被保険者の保険料定額部分（保険会社が提示する保険料）＋所得比例部分（税務署が徴収）、国庫補助金、被保険者の免責額（2008年から導入、2017年度は385ユーロ、免責を認められている最高額885ユーロにすれば、保険料を240ユーロ下げることができる。家庭医療・出産・産後ケアは免責の対象外で、全額カヴァーされる）

〔保障範囲〕家庭医・専門医・助産師による医療／地域看護／入院／最高3年までの入院を含むメンタルヘルス・サーヴィス／薬剤／18歳未満の歯科治療／理学療法士、矯正療法士、言語療法士、作業療法士を含む、異なるタイプの療法士によるサーヴィス（上限あり）／慢性疾患患者の理学療法（上限なし）／栄養・食事療法ケア／医療補助具／救急車支援、医療的輸送／補聴器、靴、特定の薬など一部自己負担。アスピリン、美容のための整形手術などは適用外（保障範囲は年によって多少変わる）

＊2006年施行、2015年から拡大
＊規制下の競争原理の制度
＊市民は基本健康保険に加入しなくてはならない
＊保険会社は、加入申込者を受け入れなくてはならない
＊健康状態、年齢、学歴などの属性にかかわりなく、各保険会社のすべての被保険者の基本保険料は同額でなくてはならない
＊保険者はケアの義務があり、基本パッケージのケアすべてがアヴェイラブルであることを保障しなくてはならない
＊基本健康保険の保障範囲は、国によって規定される
＊被保険者は保険会社（１年ごとに変更可）と医療提供者を自由に選択できる
＊保険会社は上限価格規制範囲内で、サーヴィスの価格と品質について医療提供者と交渉するので、保険会社間で競争が生じる
＊保険会社間に競争がある前提だが、基本保険の年間保険料はどこも1300ユーロ程度（2017年度）

健康保険法（ZVW）とリスク均等化基金

＊健康保険料は年間約1300ユーロだが、実際にはひとりにつき5649ユーロかかっている
＊ZVWの財源はおもにいったんリスク均等化基金（リスク調整基金と訳されることもある）に入る。この基金の内訳は、市民が保険会社に払い込む基本保険料が約45％、５万3697ユーロを上限とした所得に応じた拠出金（実質的には税金だが、名称は「保険料」）が50％、国税（18歳までの居住者をカヴァー）が５％
＊被保険者のリスクプロフィールに応じて、保険会社は、暦年が始まる前に調整額を受け取る。被保険者は毎年保険会社を変えることができるし、実際のケア経費が推定と異なることがあるので、事後調整額もある。将来リスクプロフィールがさらに精細になれば、プロフィール以外の調整はなくなる予定
＊被保険者リスクプロフィール属性
- 性別と年齢
- 所得タイプ（社会・経済的ヘルス差異）：①障害者給付金、②所得援助金、③失業給付金、その他の政府からの給付金、④自営業者、⑤有償被

用者と自己所得のない者

・居住地域：郵便番号クラスター（社会・経済的バロメーター）。都市化、非西洋人移民比率、平均所得、独身者率、死亡率、病院と家庭医へのアクセス、25㎞圏内にあるナーシングホームのベッド数

・薬局経費グループ：病院外から入手した薬剤。20分類。ひとつ以上の分類に属することもある

・診断経費グループ：おもに退院時の診断。慢性疾患があり、継続的なケアが必要であるかどうか。継続的なケアが必要とされなければ織り込まれない。13のコード

補完保険（Aanvullende (zorg) verzekering）

＊加入は任意。90％弱の住民が加入。ほぼ全員が、加入している基本保険を提供している会社のものに加入

＊補完保険に関しては、保険会社は加入者の属性に応じて保険料を設定できる。保険会社は基本保険ではあまり儲けることはできていないが、補完保険で儲ける

＊カヴァーされるのは、特別歯科、代替医療、眼鏡・コンタクトレンズ、追加的理学療法、母性ケアと薬剤など

社会支援法（WMO：Wet maatschappelijke ondersteuning）

〔対象者〕身体的、精神・心理的、知的障害をもつ人たち（学習障害も含む）と高齢者。「通常でない」ケアを提供する。「通常の」ケアとは、同居人や血縁者から受けられるケアを指している。自立と社会参画を目的とし、自宅に住み続けられるようにする。ほかの選択肢のない人たち、あるいは自宅に住めない人たちのためのシェルター宿泊設備と支援を提供

〔保険者〕地方自治体

〔財源〕国庫

〔保障範囲〕デイプログラムと日中の活動の支援／家事支援／自宅の構造調整／インフォーマルケアラーの支援／ヴォランティア支援／長期的な精神障害者のためのシェルター的環境／家庭内暴力の被害者支援／ホームレスの社会福祉支援／必要な移動手段

＊2007年施行、2015年拡大

＊社会福祉法、障害者福祉法、特別医療費補償法（AWBZ）などを統合

＊以前の特別医療費補償法から相当な部分が移されたが、WMOの予算は特別医療費補償の75％で、自治体の裁量でどのようにニーズを満たすか決めることができる

＊青少年法（Jeugdwet）と公衆衛生法（WPG : Wet publieke gezondheid）も自治体が実施主体。社会支援法よりずっと小規模

付録2　インキュベーション地帯参加組織
（「ケア専門職と教育におけるイノヴェーション委員会」プロジェクト）

【フリースラント州】

ドラフテン家庭医病院（HUISARTSENHOSPITAAL DRACHTEN）

オランダでは原則として家庭医は有床施設をもたないので、専門医ケアが必要なくても病院に入院するケースがある。病院で行われる治療は、家庭医が行う場合よりすべてコスト高になるし、患者は入院中自律的な生活を失うせいもあって、退院後長期ケアが必要になるケースが多い。在宅ケア以外にも、ナーシングホーム、リハビリ施設をもつケア組織ザウトオーストゾルフと近郷家庭医との協働で、ザウトオーストゾルフのベッド9床を、患者の観察、あるいは介護をする家族の休息のためのショートステイとして利用できるのがこの「家庭医病院」。患者が家庭医病院に入院中は、入院先で家庭医が患者の往診をし、ザウトオーストゾルフの看護師が看護・介護を担当する。

ティンズ（TINZ）

在宅ケア組織、ナーシングホーム、病院、メンタルケア組織など約40のケア提供団体が加盟している協同組合で、在宅認知症の人とそのケアラーに、家庭医を通じて無償でケアマネジャーを派遣する。ケアマネジャーは、さまざまな分野にわたる問題の解決を支援する。場合によっては、予防的にケアマネジャーが支援して、患者と家族のQOLの改善に努める。ティンズは家庭医、保険会社、ケアオフィス、市町村、オランダアルツハイマー協会、その他福祉団体とも密接なつながりをもっている。

プラットフォーム・ヘーフ（PLATFORM GEEF）

健康保険会社、在宅ケア組織、住宅公団が共同で設立したプラットフォームで、ケアと住宅の場でテクノロジーを活用することによって、住民ができるだけ長く、自宅で自律的な生活を営むことを促進。現在17団体がプラッ

トフォームに参加。中等・高等専門学校内に「今日の家」というスペースを設け、学生、ケア従事者、住民が、住宅内で使用するテクノロジーを駆使したケア製品やその他自立を支援するテクノロジーになじむことができる。

ミエンスキップスソアルチ（MIENSKIPSSOARCH）

「一緒に考える人」（という意味らしいフリースラント語）は、フリースラント地域の14の村で活動している財団で、社会支援法に関する住民の相談に乗るのがおもな活動。独立した立場で福祉・ケア団体についての相談にも乗ることによって、住み慣れた環境で住民が生活を続けられるようにする。まずは本人自身、それに本人のもつネットワークで解決策を見つけるよう促し、それができなければ次のステップとして相談に乗るというスタンス。できるかぎり専門職ではなく、本人自身のネットワーク、その次にヴォランティアで対応するようにする。

住民の観点からみた地区志向ケア（GEBIEDSGERICHTE ZORG VANUIT INWONERSPERSPECTIEF）

ZonMWの拠出金をもとに、オランダ患者連盟（Patiëntenfederatie Nederland）が行ったプロジェクト。ドンヘラデール村の住民140名と患者30名が、小グループに分かれて住民の家でキッチンテーブルを囲み、プロのファシリテーター同席のもと、「ヨハナ」の事例（架空の典型的事例）について話し合った。直接自分自身についてではないことが、かえって参加者の感じているニーズを引き出すのに効果的であった。

イノヴェーベティィヴ・ヘルシーエイジング技能センター（CENTRUM VOOR INNOVATIEF VAKMANSCHAP HEALTHY AGEING）

このセンターは、さまざまなパートナーと組んで、高齢者ケアに関する社会的イノヴェーションを図る。高齢者が自分の家に住み続ける期間が延びてきて、情報技術とテクノロジーをどのように適用していくかが将来重要になる。ケア、テクノロジーとICTの「クロスオーヴァー」をセンター内にもたらすプロジェクト。フリスポート中等専門学校を中心として、パートナー（高等専門学校、ケア関係者、企業）が参加する。学生やケア組織の従業員がイノヴェーションを体験できる場も提供する。

アマリリス（AMARYLLIS）

レウワーデン市所在のアマリリス協同組合は、学生によって構成される9つのソーシャルコミュニティチームが、ボトムアップ式で運営されている。ソーシャルワーカーを目指す学生が、地域団体とアクティヴな接触を保ちながら、社会で取り残された人たちの自律を支援。支援する各家庭につきひとつの計画で、ひとりのワーカーがすべてのタイプの質問の窓口となる。現場での体験は、学生たちが通う高等専門学校のカリキュラムに反映される。

フリースランドコレージ実習ルート（PRAKTIJKROUTE FRIESLAND COLLEGE）

体験は学生にモチヴェーションを与える効果的な学習法だが、目まぐるしく変化する今日の職業環境では、最新の展開は現場でしか学べない。この中等・高等専門学校のプログラムでは、集中的なガイダンスを教師から受けながら、学生は最初の日から現場で働き、ある程度経験を積んだ段階で理論を学び、さらにスキルアップする。ケア施設、出版社、建設、テクノロジー、飲食業、情報技術、ライフサイエンス、商業的サービスとアート方面の企業が、パートナーとして学習・労働の場を提供している。

取り組む場としての学校（DE SCHOOL ALS WERKPLAATS）

フリースランドコレージの取り組みのひとつで、落ちこぼれのリスクがある学生に対して、予防的にとっつきやすい支援を提供する。11のさまざまな公衆衛生・メンタルケアや福祉団体の14名がチームを構成し、毎日学校・クラスにきて、学生と教師を支援する。学習問題だけではなく、覚せい剤の使用、人間関係の問題、家族問題など、学生が直面するすべてのタイプの問題に対応する。予防的なアプローチによって、ケアのデスカレーション（フォーマルケアの必要性の削減）に貢献している。支援団体と教師の連絡の改善と、新しいタイプの支援者に向けての教育にもなっている。

【アムステルダム市・アムステルヴェーン市】

北部で共にベター（BETER SAMEN IN NOORD）

アムステルダム北部地区の12のケアと福祉サービス組織、シルバレンク

ロス保険会社とアムステルダム自治体の共同ケア・福祉プログラム。この地区の住民にもっとミーニングフルなケア・福祉を提供するため、住民も巻き込みながら、参加組織のサーヴィスを統合した形で提供する。住民の自律的な機能力向上、社会参画の増進、高度複雑なケアが必要になる頻度を減らすことが具体的な目的。

ビッグムーヴ (BIG MOVE)

2003年に始まり、現在全国30ヵ所で展開している、メンタルヘルス分野におけるプロジェクト。心理的な問題をもっている人たちには、頻繁に身体的な問題も生じることから、包括的なアプローチをとる。地域のケアグループ（一定の疾患に関して、一次と二次を含む包括的なケア提供を調整する組織）が実施の中心となっている。今までの“ZZ”（Ziekte en Zorg：病気とケア）志向から、“GG”（Gezondheid en Gedrag：健康と行動）志向へのパラダイムシフトをねらう。このパラダイムシフトに向けて、ヘルスケアと福祉ケア提供者の再教育を行っている。患者は6ヵ月間の個別／グループセッションを通じて、自分自身の意思とモチヴェーションをもとに健康になり、社会参画できるようになる。脱フォーマルケアをコーチの支援で維持することが目標。

ゾネハウスグループ・アムステルランド (ZONNEHUISGROEP AMSTELLAND)

リハビリ、小規模住宅、ナーシングホーム、在宅ケア・集中看護ケアなど、さまざまな形態の高齢者ケアを提供するグループ内の、将来のケアを視野に入れた人員（再）教育プロジェクト。サーヴィスやケアを受ける人たちと全人的に接すること、その人たちの主導を尊重することを学ぶ。またケア人員は在宅と施設の両方で働くことによって、視野を広める。在宅ケアが重視される今日、ナーシングホームの入所者は、以前より高度なケアが必要になったことから、法的な基準以上の高資格者を配置している。

ナウな在宅ケア組織：エミール (EMILE-DE THUISZORG VAN VANDAAG)

ケアを必要とする人が、生活の主導権を維持するケアを、高等専門学校と大学の学生が「コミュニティ看護ヘルパー」として提供する。地域密着型、

自律型の小チーム体制。各小地区には「学生コーチ」がいる。詳細は6章参照。

最適なケア：勇気ある医師たち（OPTIMALE ZORG-DAPPERE DOKTERS）

家庭医と病院医で構成されるグループが始めた、ケアの本質を追求することによってケアを改善する運動。最大限のケアをする過剰医療から、適切な場で行う最適なケアへのパラダイムシフトに臨む。入院患者の25％が、実際には家庭医の治療でも対応できることが判明した、心臓血管リスクプロジェクトが一例。詳細は6章参照。

緩和ケアのチェーン（PALLIATIEVE ZORG IN DE KETEN）

2012年からオンズリーヴァフラウ病院で行われている、多職種緩和ケアチームで、治癒可能でない患者の治療と支援を行うもの。可能なかぎり患者がプロセスを主導することがポイント。緩和看護ケアコンサルタント、内科医、がん専門医、肺専門医、麻酔医、そして患者の家庭医と訪問看護師がチームを構成し、必要に応じて心理療法士、スピリチュアルワーカー、薬剤師、栄養士がチームに加わる。「病院内外の協働を通じて、全人的なアプローチをするケア」を提供。

橋渡し中間ケア（TRANSMURALE ZORGBRUG）

全国高齢者ケアプログラムの一環で、急性期疾患で入院した高齢者患者が自宅に戻る際の軟着陸を目的とした試験的ケア。アムステルダム大学病院高齢者ケアネットワークの3病院と350の家庭医診療所、在宅ケア組織、およびその他パートナー（理学療法士、ヴォランティア組織など）が参加している。患者の入院前ADLと自立回復が目的。入院中から積極的にアフターケア看護を調整し、入院中も在宅ケア看護師が患者を訪問して、ケア治療計画と老年包括評価を含む受け渡しがスムースにいくようにする。退院直後に在宅ケア看護師が数回訪問して、デスカレーションを支援する。治療、支援、デスカレーションのコンビネーション。

メークヘルス（MAKE HEALTH）

ワーフソサエティというアート・科学・テクノロジーのインスティテュー

トのイニシアティヴ。患者と医療従事者のニーズの解決と患者のエンパワーメントを目的に、患者、医療者、教育機関、病院、デザイナー、アーティスト、ヘルスケア関係の企業家が協働する（デジタル技術とデザイン力を駆使して、患者が必要とする品のクリエイトもできるよう）。

ポリフィジック（POLIFYSIEK）

リハビリと心臓病科がかかわる、アムステルダム大学病院内の、教育、研究、患者ケアが統合された外来の仕事場。ACHIEVE（アムステルダム大学ナレッジセンター）とアムステルダム高等専門学校ヘルス学部が合同で、このポリフィジックに対応している。理学療法、看護、運動療法、作業療法科の学生が、協働しながらここで診断と治療を学ぶ。

アムステルダム専門職学際教育（AMSTERDAM INTERPOFESSIONELE EDUCATIE (IPE)）

今日の多職種協働型のニーズに取り組む、アムステルダム高等専門学校ヘルス部とアムステルダム大学医学部の共同プロジェクトで、ケア学の学士号と医学の学士号・修士号コースがある。協働する多職種の間で責任のシェアリングがあり、安全で、コストを意識したベストな患者ケアを目指す。

オーステリク・ハーバンヘビッド（港西部地区）住民協同組合（BUURTCOOPERATIE OOSTELIJK HAVENGEBIED (BUURTCOOPERATIE OHG)）

希望者が交代でホスト役となる住民ディナーからアイディアが生まれた。住民主導で、住民自身が重要と感じる居住環境の改善活動によって、地区と住民のつながりを深めることを目的とする協同組合。2016年からコミュニティハウスのエスターを共同運営。地区ディナー、美術館めぐり、地区内不用品リサイクルなどを計画。

【ロッテルダム市】

健康体重センター（CENTRUM GEZOND GEWICHT）

健康体重センターは、エラスマスメディカルセンターとシントフランシス

カス病院の複数の科から構成されているエキスパティーズ（専門）センター。子ども・大人の肥満の病因の診断に応じて個別ケアを提供する。ロッテルダム市保健所と協力しながら、いわゆるプレケアから高度複雑なケアまでの全4カテゴリーに統合的に対応する。さらにロッテルダム市内で、栄養士、理学療法士、心理療法士などのプライマリケアと協働で、現在二次・三次医療で行っているのと同じ治療を参加者の住む近所で提供する予定。

ちょっと近所同士で（EVEN BUURTEN）

ロッテルダム市、エラスマス大学のヘルスケア政策・マネージメント研究所、GENRO（オランダ西南高齢者ケアネットワーク）、ロッテルダム高等専門学校のケアイノヴェーション・ナレッジセンターの共同プロジェクト。70歳以上の高齢者が住み慣れた環境でできるかぎり長く自立して暮らせるように、フレイル高齢者にインフォーマルネットワークを提供。高等専門学校の教育課程の一環として、12の地区チームで活動中。拡張が予定されている。

別の手コミュニティ（ANDERE HANDEN COMMUNITY）

ケア・福祉専門職のためのヴァーチャル集会所。互いの経験から学び合って、変化が激しい環境に対応する。疾病の回避と症状悪化の予防がメインのテーマで、組織の壁を超えた形で、個人の自律とともに、地域としての自律もめざす。プラットフォーム仲間でプロジェクトに携わることもある。

副専攻科目：スポーツと運動を通じて健康参加（MINOR GEZOND MEEDOEN DOOR SPORT EN BEWEGEN）

ロッテルダム高等専門学校のヘルスケア学部とソーシャル教育学部の共同プロジェクトで、看護、理学療法、作業療法、教師養成、小規模ビジネス、流通テクノロジー、スポーツマネジメントなど11科の学生が、将来専門分野でそれぞれスポーツと運動の重要性を生かしていけるようにする副専攻科目。

【ヘーレン市】

専門職間実践コミュニティ（INTERPROFESSIONELE COMMUNITY OF PRACTICE（ICOP））

地区における高齢者ケアを視野に、ザウド高等専門学校のヘルスケア学部のすべての科の学生が、地区のケア組織からの依頼に応じて協働実習を行う。

デジタル地区ポータル（DIGITAAL WIJKPORTAAL）

ヘーレン市、3ケア組織、ケアテクノロジー・エキスパティーズセンター、地域教育センターの共同で、ヘーレン市の2地区でデジタル地区ポータルを開設。地区住民同士のつながりを深め、支援組織とのコンタクトをとりやすくするのが目的。地区活動、専門職とヴォランティアによるサーヴィス、地区内での中古品の売買、ケアについての情報などを提供。

地区ケアのテクノロジーイノヴェーション（TECHNOLOGISCHE ZORGINNOVATIES IN DE WIJK）

長期ケアの抜本的な変化によって、市民は自立を求められ、可能なかぎり自分たち自身で解決策をみつけなくてはならない。インフォーマルケアが専門職によるケアに取って代わり、入院・入所も以前の環境に戻ることが前提となっている。ということは以前にも増してインテリジェントな解決策が求められ、テクノロジーの支援が必要となる。けれどさまざまな原因によって、テクノロジーとそれを使用した場合の経費償還の可能性は十分に認識されておらず、またテクノロジーもバラバラな形で開発され、必ずしも生活環境にマッチしていない。この問題の解決のために、アトリウムメディカルセンター、複数のケア組織と複数の高等専門学校は合同で「ケアテーブル」を設立した。ステークホルダーは協働で、既存テクノロジーの実生活適用試験を行い、効果的なイノヴェーションを地域全体で適用する。

2020年に向けての看護学士号青地図（BLAUWDRUK BACHELOR NURSE 2020 ZUYD HOGESCHOOL）

「ケア専門職と教育におけるイノヴェーション委員会」が提示した、ケア対象を複雑度によってABCDに分ける新制度に向けての教育制度を、教師、患者代表、職場代表、学生代表が共に開発。従来の教育と比べて心理面を重

視する。

ケアテクニシャン教育（OPLEIDING ZORGTECHNICUS）

ケアとテクノロジーの狭間で働くケアテクニシャンは、患者、看護師、医師、インフォーマルケアラーとのコミュニケーション能力をもたなくてはならない。この新しい教育はゾルフテクニック・リンブルフと3地域専門学校の共同で提供され、中等専門学校レヴェル4の資格となる。

イノヴェーティヴケアとテクノロジー・エクスパティーズセンター（EXPERTISECENTRUM VOOR INNOVATIEVE ZORG EN TECHNOLOGIE (EIZT)）

持続可能な長期ケアと健全なケア経済促進のための研究・教育・訓練機関。ケア組織、企業、政府、ナレッジ機関、患者団体などのネットワーク組織。

お礼

この本は、トットコトットコひとり歩きで、私にしてみればあっという間にゴールにたどりつきました。とはいえ私の手に負えなかったのが図表。オランダのインターナショナルスクールに通う高校生の谷岡真有さんが、見かねて冬休み返上で作成してくれました。出典がわからなかったのまで調べてくれて、真有ちゃん、ほんとうにありがとう。

あかね

シャボットあかね（Jeanette A. Taudin Chabot）

1947年東京生まれ。父アメリカ人、母日本人。国籍、アメリカとオランダ。ワシントン大学およびピュージェットサウンド大学で修士号取得後、東京教育大学大学院で日本文学研究。1974年からオランダ在住。現在通訳、コーディネート、執筆業。著書に『安楽死を選ぶ―オランダ・「よき死」の探検家たち』（日本評論社）、『自ら死を選ぶ権利―オランダ安楽死のすべて』（徳間書店）などがある。

オランダ発《はつ》ポジティヴヘルス　地域包括《ちいきほうかつ》ケアの未来《みらい》を拓《ひら》く

2018年4月25日　第1版第1刷発行

著　者――シャボットあかね
発行者――串崎　浩
発行所――株式会社 日本評論社
〒170-8474　東京都豊島区南大塚3-12-4
電話 03-3987-8621(販売) -8598(編集) 振替 00100-3-16
印刷所――港北出版印刷
製本所――井上製本所
装　幀――銀山宏子（スタジオ・シープ）
検印省略

ISBN 978-4-535-98466-0　Printed in Japan